Dr. Karin Gruber
Prim. Univ.-Doz. Dr. med. Michael Gschwantler
Prim. Univ.-Doz. Dr. med. Werner Weiss

Schluss mit Sodbrennen

Reflux, Gastritis, Magengeschwüre & Reizmagen

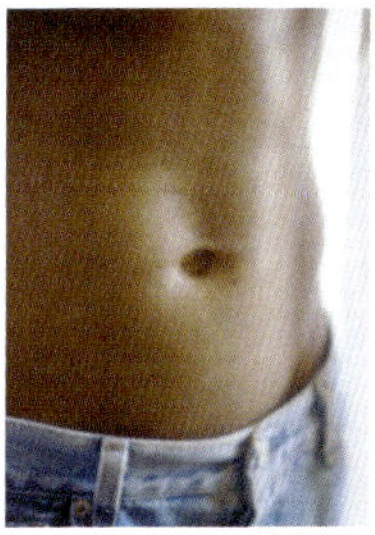

VERLAGSHAUS DER ÄRZTE

Krause & Pachernegg GmbH

Wien, 2. Auflage 2007

Aus Gründen der leichteren Lesbarkeit – vor allem in Hinblick auf die Vermeidung einer ausufernden Verwendung von Pronomen – haben wir uns dazu entschlossen, alle geschlechtsbezogenen Wörter nur in eingeschlechlicher Form – der deutschen Sprache gemäß zumeist die männliche – zu verwenden. Selbstredend gelten alle Bezeichnungen gleichwertig für Frauen.

ISBN: 978-3-901488-70-2

Umschlaggestaltung: Andrea Malek, malanda-buchdesign, Graz
Layout und Satz: Atelier 21 Werbe- & Projektagentur, Wien
Umschlagfoto: getty images
Projektbetreuung: Mag. Hagen Schaub
Druck & Bindung: Universitätsdruckerei Klampfer, 8181 St. Ruprecht a.d. Raab

Printed in Austria

Vorwort

Immer mehr Menschen in den industrialisierten Ländern leiden unter Sodbrennen, Magenschmerzen und anderen Symptomen im oberen Verdauungstrakt – unter Beschwerden, die durch Magensäure ausgelöst, verstärkt oder gar verursacht werden. Reflux, Gastritis, Magen- und Zwölffingerdarmgeschwüre sowie Reizmagen gehören in der westlichen Welt zu den häufigsten Erkrankungen überhaupt. Die Reflux-Krankheit wird von Experten mittlerweile sogar als eine „der" Erkrankungen des 21. Jahrhunderts gesehen. Bei Jüngeren mit Magenbeschwerden ist „Reizmagen" die häufigste Diagnose.

Dennoch: Immer noch nehmen zu wenige Betroffene ärztliche Hilfe in Anspruch. Nur jeder Fünfte, der unter Sodbrennen, Magenschmerzen & Co leidet, geht zum Arzt. Damit wird nicht nur eine teilweise gravierende Einbuße an Lebensqualität in Kauf genommen. Die Erkrankungen schreiten ohne Behandlung meist auch weiter fort und können zu ernsten Organschäden führen. In manchen – allerdings sehr seltenen – Fällen können sie lebensbedrohlich werden, wenn Blutungen auftreten oder Magen- bzw. Speiseröhrenkrebs entstehen. Doch das passiert sehr selten, die säurebedingten Erkrankungen des oberen Verdauungstrakts sind im Prinzip nicht bösartig. Und das ist eine der guten Nachrichten in diesem Zusammenhang.

Eine gute Nachricht ist natürlich auch, dass sie bei den meisten Menschen gut behandelbar sind. Das war auch das Motiv für die Autoren, diesen Ratgeber zu verfassen. Denn es ist nicht „notwendig", die Beschwerden zu ertragen, es ist nicht so, dass „man da halt nichts machen kann". Man kann sehr wohl.

Hier finden Sie Symptome, Diagnose, Therapie und Vorbeugung für die verschiedenen säurebedingten Erkrankungen des oberen Verdauungstrakts im Überblick. Die Symptome nehmen dabei eine besondere Stellung ein, da sie sich bei weitem nicht immer auf „typische" Beschwerden wie Sodbrennen oder Magenschmerzen beschränken. Hätten Sie gedacht, dass auch chronischer Husten oder Asthma durch Magensäure am falschen Platz ausgelöst werden können? Das ist gar nicht so selten.

Schließlich spielt auch der Lebensstil eine wichtige Rolle. Nicht nur was wir essen, wann und in welchen Mengen, beeinflusst das Verdauungssystem – auch unsere psychische Verfassung tut dies in beträchtlichem Ausmaß. Nicht umsonst spiegelt sich das Verhältnis zwischen Psyche und Magen in einer ganzen Reihe von Redensarten wider. Schwierigkeiten, Probleme und Belastungen können sich durchaus „auf den Magen schlagen". Deshalb beschäftigt sich dieses Buch auch mit Strategien, mit deren Hilfe man dem Magen über die Psyche entlasten kann.

Inhalt

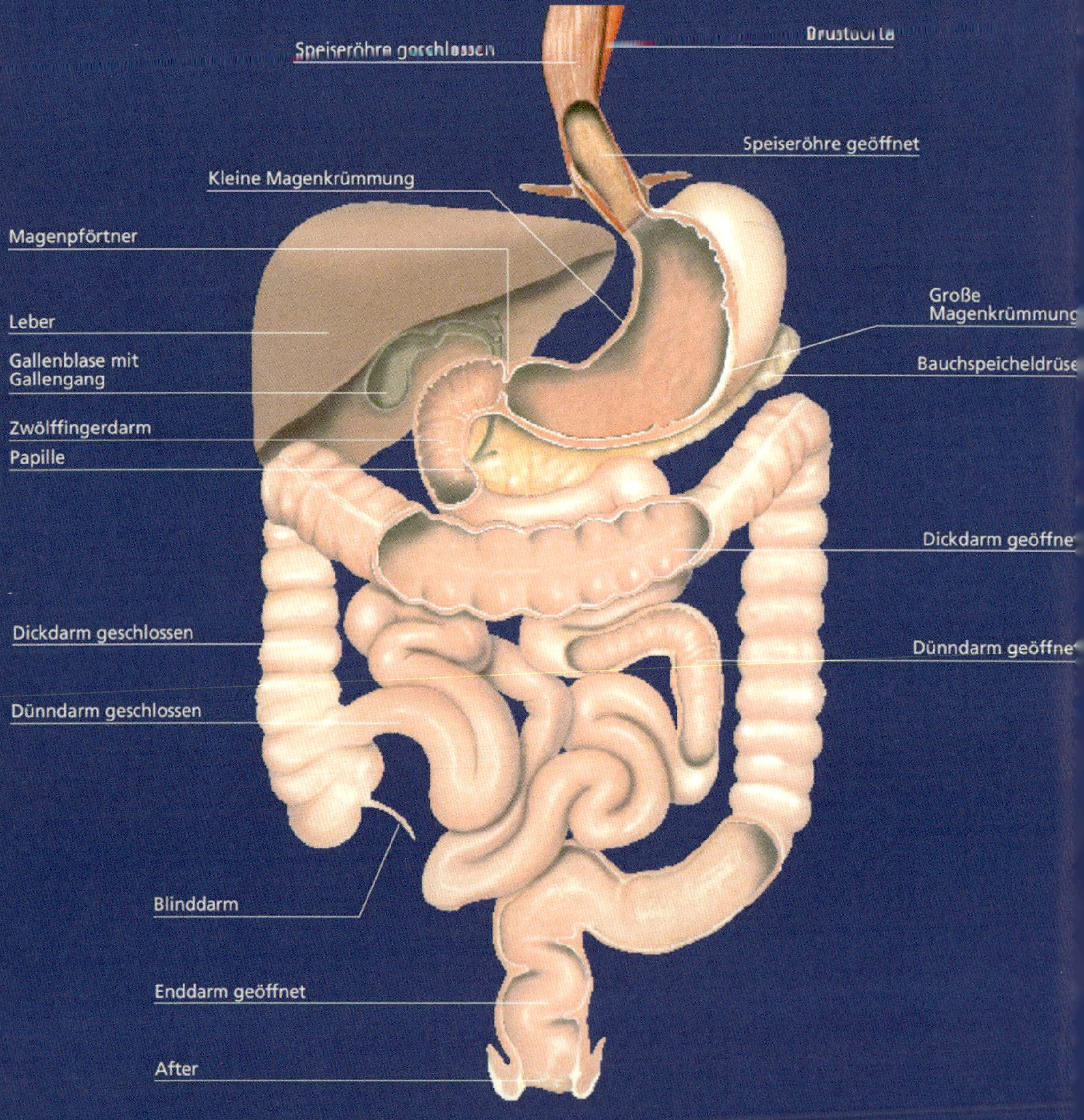
Speiseröhre geschlossen
Brustaorta
Speiseröhre geöffnet
Kleine Magenkrümmung
Magenpförtner
Große Magenkrümmung
Leber
Gallenblase mit Gallengang
Bauchspeicheldrüse
Zwölffingerdarm
Papille
Dickdarm geöffnet
Dickdarm geschlossen
Dünndarm geöffnet
Dünndarm geschlossen
Blinddarm
Enddarm geöffnet
After

Verdauung

Der obere Verdauungstrakt im Überblick

ANATOMISCHE UND PHYSIOLOGISCHE GRUNDLAGEN

Der obere Verdauungstrakt reicht bis zum ersten Teil des Dünndarms und umfasst Mund, Rachenraum, Speiseröhre, Magen und Zwölffingerdarm. Hier wird die Nahrung im Wesentlichen für die Aufnahme in den Körper vorbereitet und im Zwölffingerdarm zu einem beträchtlichen Teil auch aufgenommen. Unverzichtbar, aber nicht Teil des „Verdauungsschlauchs" sind Leber und Bauchspeicheldrüse, die ihre Produkte in den Zwölffingerdarm abgeben. Verzichtbar wäre hingegen die Magensäure.

Über das Verdauungssystem deckt der Körper seinen Bedarf an Nährstoffen und Energie. Damit Kohlenhydrate, Proteine, Fette, Vitamine und Mineralstoffe in Blut und Lymphbahnen aufgenommen und dann von der Synthesemaschinerie des Körper weiterverwendet werden können, müssen sie entsprechend vorbereitet sein – mechanisch zerkleinert und biochemisch bis zu ihren Bausteinen abgebaut. Die Resorption der brauchbaren Nahrungsbestandteile beginnt im Zwölffingerdarm und passiert zu einem beträchtlichen Teil auch dort. Die meisten Abläufe im Verdauungstrakt werden durch das vegetative Nervensystem und lokale Gewebshormone gesteuert. Das heißt, sie können nicht bewusst beeinflusst werden. Doch psychische Faktoren und Umwelteinflüsse wie Stress und Anspannung bestimmen sie sehr wohl mit.

Mund & Rachen

Das Zerkleinern der Nahrung im Mund ist bereits der erste Vor-Verdauungsschritt. Der Speichel enthält unter anderem das Enzym Amylase, das lange Ketten aus Zuckermolekülen spaltet und so vorverdaut. Dabei wird aus Stärke Zucker freigesetzt und deshalb beginnt Brot nach längerem Kauen süß zu schmecken. Weiters findet sich im Speichel das Enzym Lysozym, das bestimmte Bakterien zerstört, indem es deren Wand auflöst.

Die ersten Vorverdauungsschritte.

Hinter dem Mund – teilweise auch unterhalb – liegt der Rachen. Berührt ein Bissen die hintere Wand, wird der Schluckreflex ausgelöst. Zunge und Rachenmuskeln verschließen den Eingang zur Luftröhre durch Druck des Kehldeckels auf den Kehlkopf. Das Gaumensegel hebt sich und verschließt damit die Verbindung von Mund- und Nasenhöhle.

Speiseröhre

Die Speiseröhre oder Ösophagus ist ein Muskelschlauch von etwa 25 cm Länge, der hinter der Luftröhre und vor der Wirbelsäule zum Magen führt. Die Speiseröhre befördert den geschluckten Bissen aktiv weiter, indem sich die Muskeln rhythmisch zusammenziehen und wieder entspannen (Peristaltik). Die Tatsache, dass man auch mit Kopfstand essen oder trinken könnte, zeigt, wie effektiv der Mechanismus ist. Dieser aktive Transport ist wegen der unterschiedlichen Druckverhältnisse in Brust- und Bauchraum notwendig, die eher in die „verkehrte" Richtung, also nach oben, wirken. Während im Brustraum eher Unterdruck vorliegt, ist der durch das Zwerchfell abgetrennte Bauchraum eine Zone mit Überdruck. Aus diesem Grund ist es auch so wichtig, dass der Verschluss des Magens gut funktioniert.

Mageneingang

Für einen gut verschlossenen Mageneingang (Kardia) sorgt ein kräftiger Schließmuskel (Magenschließmuskel beziehungsweise Ösophagus-Sphinkter), der in der Höhe des Zwerchfells liegt – also an der „Trennlinie" von Brust- und Bauchraum. Wenn sich der Ösophagus-Sphinkter entspannt, ist der Mageneingang offen. Das passiert reflexartig, wenn ein Bissen ankommt, aber auch zwischen den Mahlzeiten, um den Magen zu entlüften. Schließen und Öffnen, Anspannung und Entspannung sind normalerweise so koordiniert, dass kein Mageninhalt in die Speiseröhre gelangt.
Während die Speiseröhre mit einem flach aufliegenden Plattenepithel beschichtet ist, wird die in Falten gelegte Magenwand von „aufgestellten" Zellen – einem so genannten Zylinderepithel – ausgekleidet. Normalerweise verläuft die Grenze zwischen dem Zylinderepithel des Magens und dem Plattenepithel der Speiseröhre ziemlich genau beim Ösophagus-Sphinkter. Doch bei bestimmten Erkrankungen (siehe Barrett-Ösophagus, Seite 47) kann ein Zylinderepithel mehr oder weniger weit in die Speiseröhre reichen.

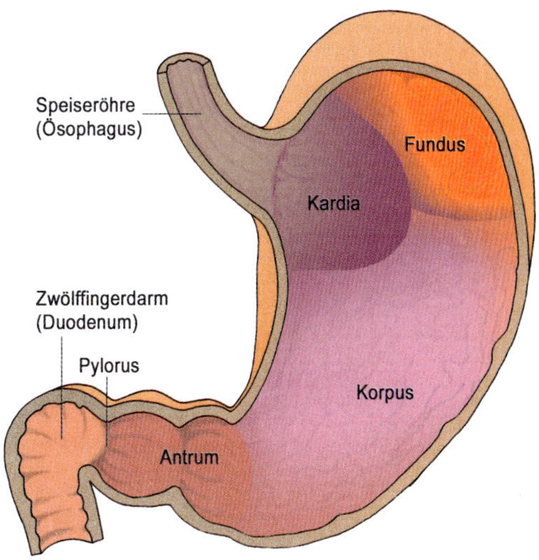

Magen

Unmittelbar nach dem Eingang weitet sich der Magen zur Magenkuppel (Fundus), wo die ankommende Nahrung gelagert wird. Dann folgt der Magenkörper (Korpus) und am unteren Ende der Magenausgang (Antrum). Den Übergang zum Zwölffingerdarm bildet – und verschließt – der Pförtner (Pylorus).

Die Nerven bestimmen mit, wie lange die Nahrung im Magen „liegt".

Im Magen wird die Nahrung mit Magensaft versetzt, in rhythmischen Bewegungen durchmischt und dabei in einen feinen Brei umgeformt. Die Magensäure löst zahlreiche chemische Bindungen zwischen den Nährstoffen, vor allem bei Proteinen. Diese werden auch durch Pepsine vorverdaut. Ungefähr alle 20 Sekunden laufen Kontraktionen der Magenmuskeln von oben nach unten, um den Nahrungsbrei weiterzutransportieren (Peristaltik). Bei fettreichen Speisen braucht der Magen länger, bis er sie zu Brei verarbeitet hat und dementsprechend können vor allem diese im Magen „liegen". Besteht das Essen vor allem aus Kohlenhydraten, passiert das nicht so leicht. Flüssigkeiten passieren den Magen überhaupt innerhalb weniger Minuten.
Wann der Nahrungsbrei in den Zwölffingerdarm weitergegeben wird, hängt auch vom Füllungsgrad des Magens beziehungsweise der Dehnung der Magenwand ab. Darauf reagieren nämlich Nervengeflechte und lokale Gewebshormone, die den Transport durch den Pförtner in den Zwölffingerdarm beeinflussen. Der Nervus vagus – ein Teil des unwillkürlichen Nervensystems, der anregend auf den Magen-Darm-Trakt wirkt – beschleunigt die Magenentleerung. Das symphatische Nervensystem bewirkt das Gegenteil.
Die Magenwand besitzt einen hervorragenden Schutz gegen die im Magensaft reichlich vorhandene Salzsäure: Eine dicke Schleimschicht schützt das Epithel vor dem Säureangriff, wobei sich darunter noch neutralisierendes Bicarbonat anreichert. Weitere Schutzfaktoren sind Prostaglandine und in gewissem Sinn auch die gute Durchblutung der Magenschleimhaut, die eine rasche Reparatur eventuell doch geschädigter Zellen ermöglicht.

Zwölffingerdarm

Der Zwölffingerdarm oder Duodenum ist der erste Teil des Dünndarms.
Mit der hinteren Bauchwand verwachsen schmiegt er sich um die Bauchspeicheldrüse und nimmt dabei die Form eines Hufeisens an. Damit erscheint er etwa zwölf Finger lang. Drüsen in der Darmwand produzieren Substanzen, die die Magensäure neutralisieren. In den Zwölffingerdarm münden die Ausführungsgänge aus Leber und Bauchspeicheldrüse. Über den Gallengang wird bei Bedarf die in der Gallenblase gespeicherte Gallenflüssigkeit abgegeben. Sie dient zur Emulgierung der Fette und damit der Erleichterung der Fettverdauung. Aus der Bauchspeicheldrüse werden dem Nahrungsbrei Enzyme

beigemengt, die zusammen mit von der Dünndarmschleimhaut gebildeten Enzymen Fette, Proteine und Kohlenhydrate endgültig in ihre biochemischen Bausteine zerlegen.

MAGENSAFT

➔ Pro Tag werden etwa 2 Liter Magensaft produziert, bestehend vor allem aus Salzsäure, Eiweiß abbauenden Enzymen (Pepsine), Schleimstoffen und dem Intrinsic Factor. Diese Substanzen stammen aus verschiedenen spezialisierten Zellen in der Magenwand.

➔ Die Salzsäure wird von den so genannten Belegzellen gebildet, die im oberen und mittleren Teil des Magens vorkommen. Salzsäure löst die Struktur vor allem von Proteinen, zerstört einen Großteil der mit der Nahrung aufgenommenen Mikroorganismen und führt die Vorstufen der Pepsine in ihre aktive Form über.

➔ Die Vorstufen der Pepsine – Pepsinogene genannt – stammen aus den so genannten Hauptzellen, die ebenfalls im oberen und mittleren Teil des Magens liegen. Die Pepsinogene brauchen das saure Milieu des Magens, um aktiv werden zu können. Erst bei pH-Werten unter 6 verlieren sie den Teil, der sie blockiert. Pepsine zerlegen Proteine in größere Bruchstücke. Die endgültige Aufspaltung in Aminosäuren erfolgt erst im Zwölffingerdarm.

➔ Schleimstoffe kommen aus den Nebenzellen in der Magenschleimhaut. Sie lagern sich als schützender Film an der Magenwand an und verhindern so, dass der Magen sich selbst verdaut.

➔ Der Intrinsic Factor spielt eine zentrale Rolle für die Versorgung mit Vitamin B_{12}. Damit dieses Vitamin aus dem Darm aufgenommen werden kann, muss es mit dem Intrinsic Factor verbunden sein. Vitamin B_{12} allein würde von den Darmbakterien zerstört werden.

Wodurch die Bildung der Magensäure beeinflusst wird.

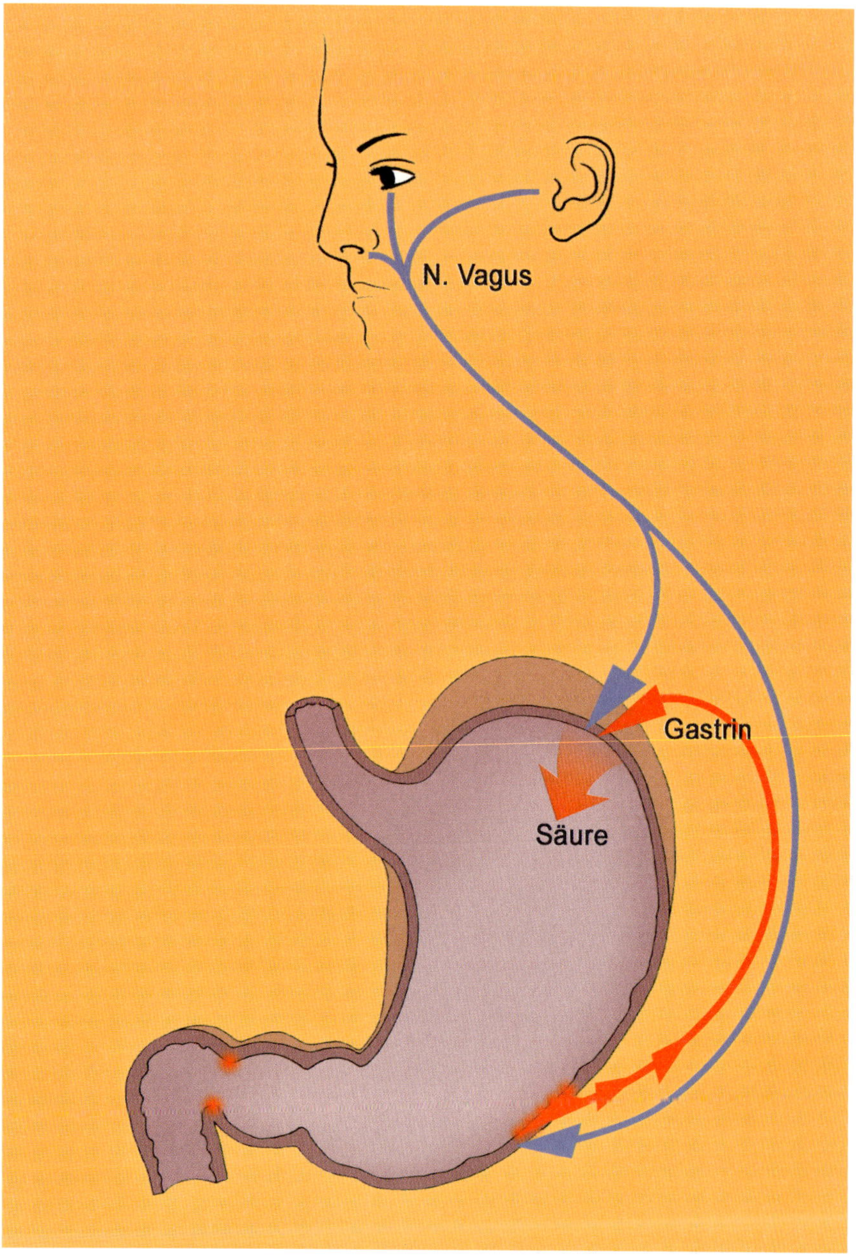

Die Magensäure

Relikt aus der Vergangenheit

Produktion und Regulation der Magensäure sind komplizierte und damit energetisch aufwändige Vorgänge. Ebenso die Schutzmechanismen für den Magen, damit er sich nicht selbst auflöst. Dennoch ist Magensäure nicht wirklich notwendig, um die Nahrung verdauen zu können. Wir könnten auch ohne Magensäure sehr gut leben. Wer säurehemmende Medikamente einnehmen muss, kann das jahrzehntelang tun, ohne ihr Fehlen zu bemerken. Unter den zahlreichen Verdauungsenzymen im Dünndarm sind nämlich einige, die die Funktion des Magen-Pepsins – das ja erst im sauren Bereich aktiviert wird – problemlos übernehmen können. Warum also der ganze Aufwand? Warum wurde so viel „evolutionäre Energie“ in dieses System gesteckt?

Die Magensäure ist für eine funktionierende Verdauung nicht wirklich notwendig.

Die Erklärung könnte in früheren Lebensbedingungen liegen. Massenweise Mikroorganismen wurden mit der Nahrung aufgenommen und darunter jede Menge Krankheitserreger. Eine Barriere wie die Magensäure im Verdauungstrakt war also höchst sinnvoll, um zumindest einen Teil der verspeisten Krankheitserreger rechtzeitig zu vernichten. Es ist ja noch nicht so lange her, dass Mikroorganismen als Krankheitserreger identifiziert worden sind. Erst in der zweiten Hälfte des 19. Jahrhunderts hat man erkannt, welche Bedeutung die Hygiene für Gesundheit und Wohlbefinden hat. Heute werden Lebensmittel zumindest in industrialisierten Ländern streng auf Krankheitserreger kontrolliert. Die Nahrung ist praktisch frei von gesundheitsschädlichen Bakterien – die Magensäure produzieren wir als Erbe unserer Geschichte jedoch noch immer.

Wie Magensäure entsteht

Die meisten Krankheiten des oberen Verdauungstrakts werden durch die Magensäure zumindest mitverursacht, auf jeden Fall aber verschlimmert. Daher gehört die Hemmung der Magensäureproduktion zu den wichtigsten therapeutischen Ansätzen zur Behandlung dieser Erkrankungen. Um die Wirkung der dafür eingesetzten Medikamente besser verstehen zu können, wird die Bildung der Magensäure hier etwas genauer betrachtet.

Die Magensäure kommt wie gesagt aus den Belegzellen – auch Parietalzellen genannt – im oberen Teil des Magens. Und wie produzieren diese Belegzellen

die Magensäure oder Salzsäure (HCl), wie die Chemiker sagen? Sie tun das folgendermaßen:
An der dem Mageninneren zugewandten Seite der Zellen sitzen molekulare Pumpen in der Zellwand, die Wasserstoff-Ionen (H^+) in den Magen transportieren. Die Leistung dieser molekularen Pumpen ist enorm: Sie reichern die H^+-Ionen im Mageninneren um das 10-Millionenfache an.

Protonenpumpenhemmer sind die stärksten vefügbaren Säurehemmer.

Nun machen H^+-Ionen eine Säure aus. Ob diese stark oder schwach ist, hängt davon ab, welches negativ geladene Ion als Partner zur Verfügung steht. Im Fall der Magensäure ist es das Chlorid-Ion (Cl^-) und damit entsteht Salzsäure. Die negativ geladenen Cl^--Ionen strömen nämlich in das Mageninnere, um die Ansammlung der positiv geladenen H^+-Ionen auszugleichen.
Chemiker bezeichnen H^+-Ionen als Protonen. Daher werden die molekularen Pumpen für den Transport der H^+-Ionen in den Magen auch als Protonenpumpen bezeichnet. Wer schon einmal mit Medikamenten gegen zu viel Magensäure zu tun hatte, dem wird das bekannt vorkommen. Protonenpumpenhemmer sind die stärksten derzeit verfügbaren Säurehemmer.

Was die Produktion bestimmt

Auch die Magensaft- bzw. Magensäureproduktion läuft nicht ständig auf Hochtouren. Auf bis das Zehnfache angekurbelt wird sie erst dann, wenn Magensäure gebraucht wird, also beim Essen. Feine Kanälchen am Bürstensaum der Drüsen öffnen sich und vergrößern so die Produktionsfläche der Zellen um ein Vielfaches.
Die Nachricht „Essen“ erreicht die Belegzellen aber schon lange, bevor etwas davon im Magen landet. Gesteuert und angekurbelt wird die Magensäureproduktion über drei Pfade:

1. Nervenbotschaften
2. Gewebshormone im Magen
3. Gewebshormone aus dem Darm

Phase 1: Nervenbotschaften – Nervensache

Als erstes kommen Steuerungsprozesse aus dem Nervensystem zum Tragen. Als Auslöser fungieren Wahrnehmungen des Seh- oder Geruchssinns – ein appetitlich angerichteter Salatteller, ein goldbraunes Schnitzel oder Kuchenduft. Dadurch wird der Nervus vagus aktiviert und dieser setzt den Botenstoff

Acetylcholin frei. Dieser wiederum regt die Belegzellen im oberen Teil des Magens zur Säureproduktion an. Darüber hinaus werden im unteren Teil des Magens die G-Zellen aktiviert und steigern ihre Produktion des Hormons Gastrin. Das gelangt über die Blutbahn in den oberen Magenabschnitt, wo es die Magensäure bildenden Zellen anregt.
Gastrin steigert die Magensäureproduktion auch indirekt. Es motiviert nämlich die im oberen Magenabschnitt liegenden Histamin-Zellen zu mehr Aktivität – und Histamin kann als Botenstoff die Bildung von Magensäure ankurbeln.
Der Vagus-Nerv – und damit die Magensäureproduktion – kann auch durch andere Reize als Essen stimuliert werden, zum Beispiel durch Ärger und Aggression. Angst bewirkt das Gegenteil. Auch Rituale oder feste Gewohnheiten in Verbindung mit der Nahrungsaufnahme stimulieren die Magensäureproduktion. Wer gewohnt ist, um Punkt 12 Uhr zu Mittag zu essen, wird kurz vorher einen Anstieg der Magensäureproduktion verzeichnen.

Phase 2: Gewebshormone im Magen – Magen an Magen

Wenn Nahrung im Magen ankommt, geht die Magensäureproduktion in die zweite Phase. Jetzt hängt sie vor allem vom Hormon Gastrin ab. Das wird infolge der nahrungsbedingten Dehnung der Magenmuskeln (v.a. am Fundus) vermehrt ausgeschüttet. Abbauprodukte von Eiweiß (Peptide, Aminosäuren), Kalzium, Röststoffe, Alkohol oder stark gewürzte Speisen regen die Gastrinbildung vor allem in den unteren Magenabschnitten ebenfalls an.
Eine wichtige Steuerungsfunktion hat dabei der pH-Wert im Magen. Ist er niedrig, wird wenig Gastrin gebildet – dann ist ja nicht noch mehr Magensäure notwendig. Bei höheren pH-Werten steigt der Gastrin-Ausstoß. Mit dem Eintreffen von Nahrung hängt das insoferne zusammen, als dadurch der pH-Wert etwas ansteigt.

Phase 3 : Gewebshormone aus dem Darm – Darm an Magen

Phase drei der Magensaftproduktion beginnt, wenn die ersten Portionen der Nahrung den Zwölffingerdarm erreichen. Dann werden von dort mittels Hormonen Signale an den Magen geschickt. Eine Steigerung der Magensäureproduktion wird veranlasst, wenn die Dehnung dieses Darmabschnitts sehr stark ausfällt oder viele Abbauprodukte von Proteinen anfallen. Eine Verringerung der Magensäureproduktion wird induziert, wenn der pH-Wert im Zwölffingerdarm zu stark absinkt.

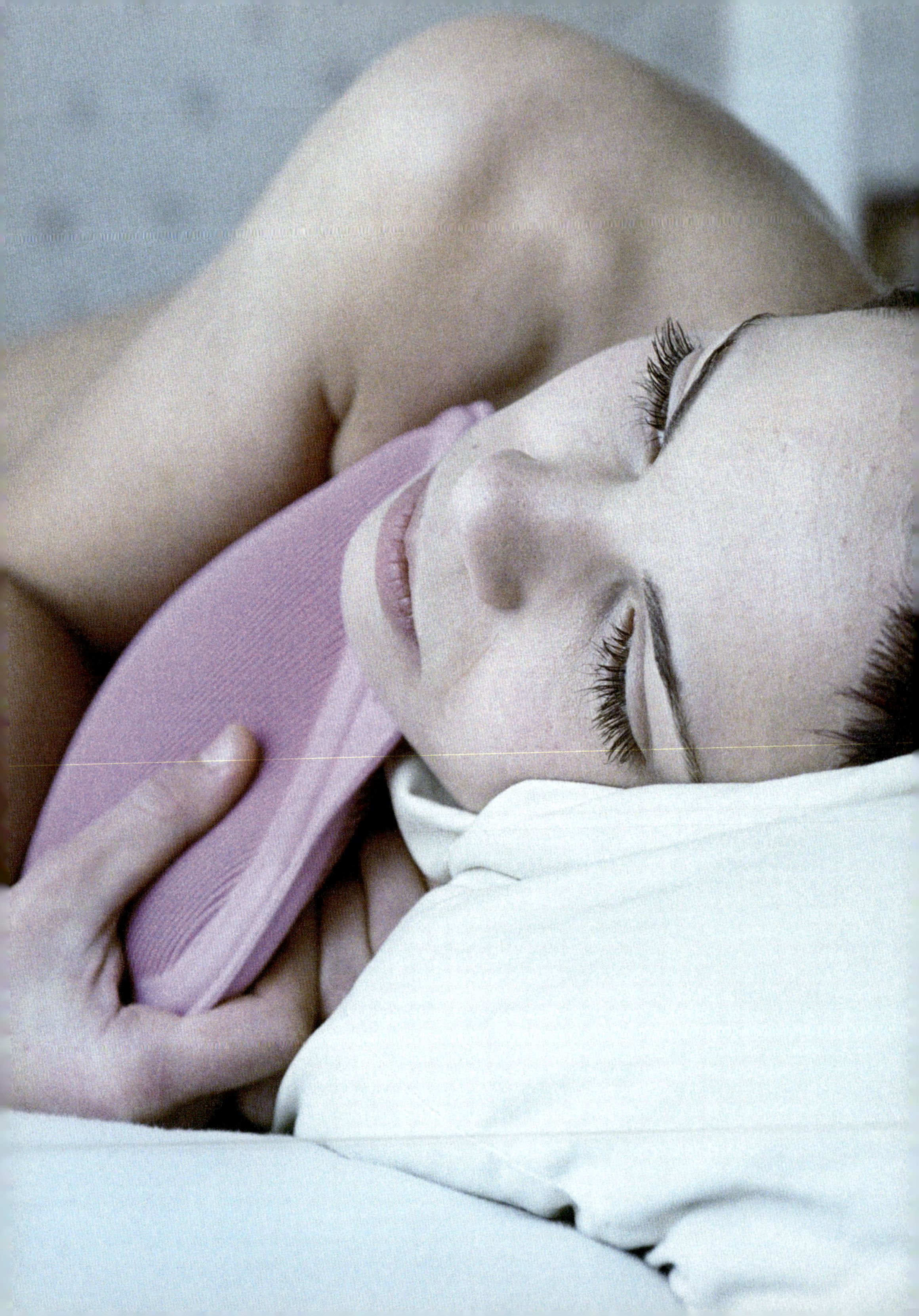

Symptome & Beschwerden

Die einzelnen Erkrankungen des oberen Verdauungstrakts können sehr verschiedene Beschwerden verursachen. Umgekehrt können sich hinter einem bestimmten Symptom auch recht verschiedene Krankheiten verbergen – harmlose und ernste, heilbare und chronische.

Darüber hinaus können sich Erkrankungen des oberen Verdauungstrakts auch noch durch Symptome äußern, die auf den ersten Blick gar nichts mit dem Verdauungstrakt zu tun haben. Und sie können andere Krankheiten verursachen oder verstärken, die man ebenfalls nicht mit dem Verdauungstrakt in Verbindung bringen würde.

Welche Beschwerden können also durch eine Erkrankung der oberen Verdauungstrakts verursacht werden? Welche andere Krankheiten können damit zusammenhängen?

Sodbrennen
saures Aufstoßen
Aufstoßen von Mageninhalt (Regurgitation)
Übelkeit, Brechreiz, Erbrechen
Fleischekel

Appetitlosigkeit
Gewichtsverlust
Völlegefühl
ständiges Hungergefühl

Druckgefühl in der Brust
Oberbauchschmerzen
Koliken
Blähungen

Halsschmerzen
Schluckstörungen
Heiserkeit
belegte Stimme
morgendliches Räuspern
chronischer Reizhusten
Kehlkopfentzündung
Stimmband-Geschwüre
Rachenentzündung
Gefühl, etwas steckt im Rachen
Zahnschäden
chronische Bronchitis
Asthma
Lungenentzündungen
Lungenfibrose
Schmerzen im Brustkorb

Verdauungstrakt

Blutiges Erbrechen (Hämatemesis) *
Blut im Stuhl – rot (Hämatoschezie) oder schwarz (Teerstuhl, Melaena)*

Schlafstörungen durch nächtliche Beschwerden

* Suchen Sie in diesem Fall so schnell wie möglich einen Arzt auf; Blutungen im Gastrointestinaltrakt sind ein ernstes Warnsignal.

Fast jeder leidet hin und wieder unter Magen-Darm-Beschwerden. Das ist noch kein Grund zur Besorgnis. Wenn sie aber immer wieder auftreten oder längere Zeit bestehen bleiben – einige Wochen zum Beispiel –, dann sollte man sich schon genauer ansehen, woran das nun liegt und den Hausarzt aufsuchen. Je genauer Sie Ihre Beschwerden beschreiben, umso eher kann eine Diagnose gestellt werden und, wenn nötig, die Überweisung an einen Spezialisten erfolgen.

Die folgende Liste hilft bei der Vorbereitung auf den Arztbesuch – und bei der Diagnosestellung.

Checkliste für den Arztbesuch

- Wo im Bauch tut es weh? ❑ Oben ❑ in der Mitte ❑ unten ❑ rechts ❑ links?
- Wo sind die Schmerzen am stärksten? ____________________
- Sind die Schmerzen ❑ krampfartig ❑ stechend ❑ reißend ❑ schneidend ❑ ziehend ❑ brennend ❑ bohrend ❑ drückend?
- ❑ Strahlen die Schmerzen aus? ❑ Haben sie sich in letzter Zeit verlagert?
- Wann treten sie auf?
  ❑ Vor dem Essen? ❑ Nach dem Essen? ❑ Zwischen den Mahlzeiten?
- Wachen Sie in der Nacht wegen der Schmerzen auf? ____________________
- Wie lange halten sie an? ____________________
- Wann und wodurch werden sie besser / schlimmer?
  ____
- Ändern sie sich je nach Stellung? Spielt es eine Rolle, ob Sie ❑ stehen ❑ gebückt arbeiten ❑ auf der Seite liegen?
- Wie häufig treten die Beschwerden auf? ❑ Täglich ❑ wöchentlich ❑ monatlich?
- Seit wann haben Sie die Beschwerden? ____________________
- Können Sie sich vorstellen, was daran schuld sein könnte?
  ____
- Gibt es Ereignisse in Ihrem Leben, die Sie mit den Beschwerden in Verbindung bringen könnten?
  ____
- Haben Sie Befunde von vorangegangenen Untersuchungen?
  Wenn ja, nehmen Sie sie mit.
- Wurden Sie wegen Ihrer Beschwerden schon behandelt?
  Welche Therapien haben Sie gemacht?
  ____
- Nehmen Sie derzeit rezeptpflichtige oder rezeptfreie Medikamente dagegen ein?
  Verwenden Sie Naturheilmittel wie Säfte, Tees oder etwas anderes?
  ____

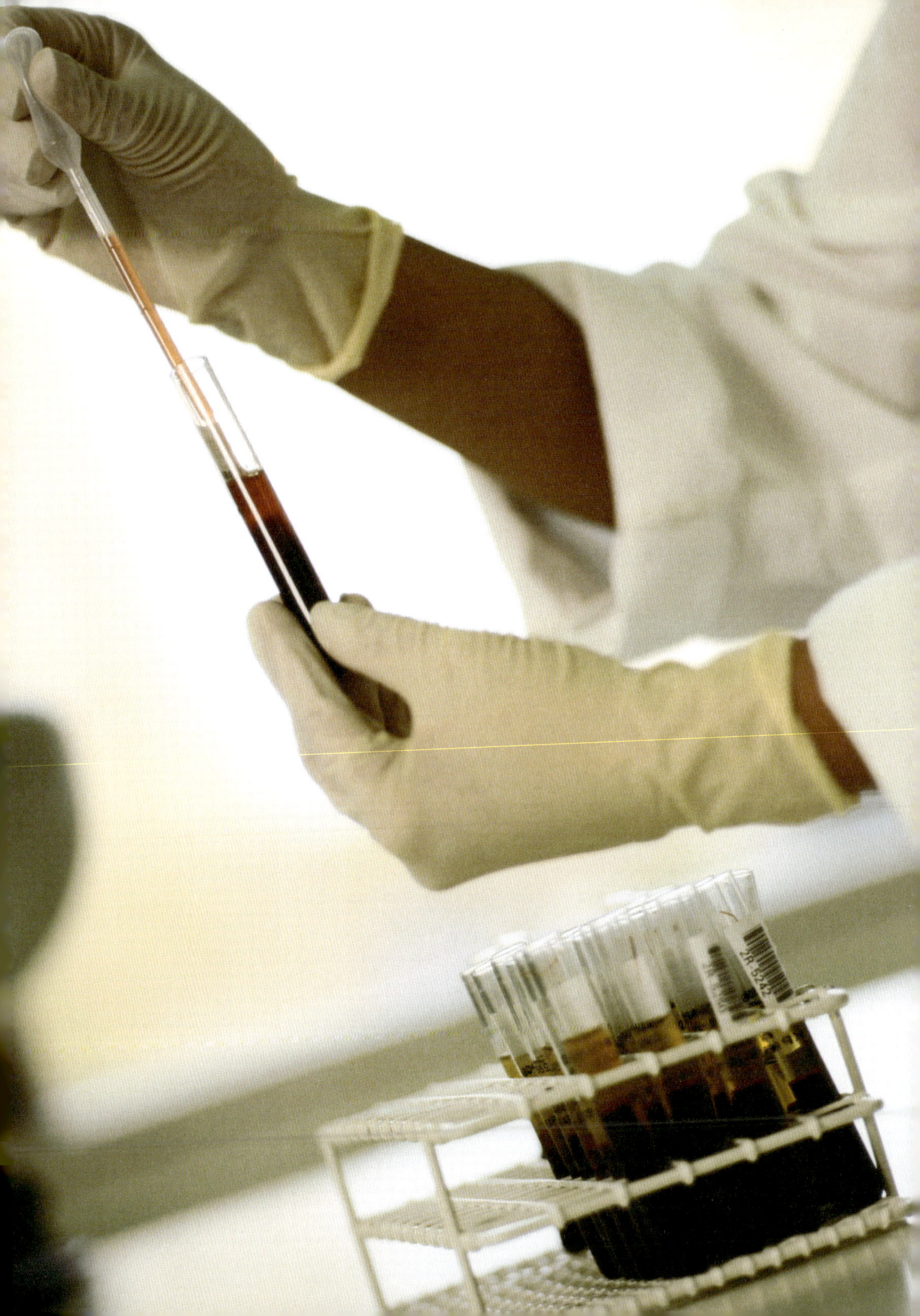

Untersuchung

Die Diagnose

Um feststellen zu können, welche Krankheit hinter den verschiedenen Beschwerden im oberen Bauchbereich steckt, gibt es eine ganze Reihe von Diagnosemethoden. Im Mittelpunkt steht dabei die Gastroskopie. Eine ganz besonders wichtige Rolle spielt auch das ausführliche, vertrauensvolle Gespräch mit dem Arzt.

Abgesehen vom Gespräch mit dem Patienten und der körperlichen Untersuchung ist die Gastroskopie die wichtigste Methode für den Arzt, um Erkrankungen von Speiseröhre, Magen und Zwölffingerdarm zu diagnostizieren. Die Bilder aus dem Körperinneren liefern direkte Hinweise auf mögliche Ursachen der Beschwerden. Die gleichzeitige Entnahme von Gewebeproben verhilft zu weiteren wertvollen Informationen. Ergänzend wird meist ein Ultraschall durchgeführt. Eine Blutuntersuchung mit Blutbild, Entzündungs- und Leberwerten sowie Enzymen der Bauchspeicheldrüse steht üblicherweise ebenfalls auf dem Programm. Denn Beschwerden im oberen Bauchbereich können ja auch auf Schädigungen oder Funktionsstörungen von Leber oder Bauchspeicheldrüse zurückgehen oder ganz woanders ihren Ursprung haben. Und das lässt sich mit Hilfe der Blutuntersuchung in der Regel erkennen. Wenn all diese Methoden zu keiner klaren Diagnose führen, kann eine Koloskopie (auch Kolonoskopie genannt) sinnvoll sein. Da der Querdarm durch den Oberbauch verläuft, können sich dort lokalisierte Probleme relativ weit oben im Bauchraum bemerkbar machen.

Bilder aus dem Körperinneren liefern dem Arzt Diagnosehinweise.

DAS ARZTGESPRÄCH

Das Gespräch mit dem Arzt spielt bei Erkrankungen des oberen Verdauungstrakts eine ganz besondere Rolle. Einerseits ist die ausführliche Schilderung der Symptome und Beschwerden außerordentlich wichtig für die Diagnose. Andererseits können dabei auch Krankheitsursachen aufgedeckt werden, die im seelischen Bereich liegen. Freilich kann die Auseinandersetzung damit weder die schulmedizinische Diagnose ersetzen noch die Einnahme der verordneten Medikamente. Doch ergänzend zu schulmedizinischen Maßnahmen können alternative Heilmethoden und Maßnahmen auf psychischer Ebene in vielen Fällen sinnvoll sein. Mehr Wohlbefinden und mehr Lebensqualität zählen in der Tat zu den wichtigsten Zielen der Therapie.

Gastroskopie

Die Gastroskopie oder Magenspiegelung liefert eine Fülle von Informationen über Erkrankungen des oberen Verdauungstrakts. Gastritis, Magen- und Zwölffingerdarmgeschwüre oder Reflux-Krankheit können nach Stadium und unter Umständen auch nach Ursache abgeklärt werden. Damit hat die Gastroskopie das früher übliche Magenröntgen weitgehend ersetzt.

Die Gastroskopie kann

- erkennen, ob refluxbedingte Schäden in der Speiseröhre vorhanden sind und wenn ja, in welchem Stadium sie sich befinden,
- erkennen, ob Blutungen, Geschwüre oder Verengungen der Speiseröhre aufgetreten sind und in welchem Stadium sie sich befinden,
- erkennen, ob ein Barrett-Ösophagus vorliegt, das heißt eine magenschleimhautähnliche Veränderung am Übergang zwischen Magen und Speiseröhre,
- Gastritis, Magen- und Zwölffingerdarmgeschwüre nach Schwere und Ursache abklären,
- Gewebeproben für histologische und andere Untersuchungen entnehmen, anhand derer zum Beispiel festgestellt werden kann, ob eine Wucherung gut- oder bösartig ist.

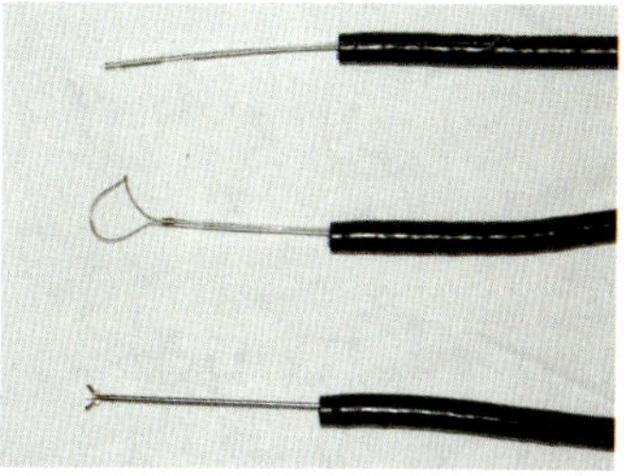

Durch den Gastroskopieschlauch werden Hilfsinstrumente wie Zange, Schlinge oder Bürste eingeführt.

Aus ärztlicher Sicht wäre es optimal, jeden Patienten mit einschlägigen Beschwerden gastroskopisch zu untersuchen. Doch das lässt sich aufgrund der großen Zahl von Betroffenen praktisch nicht durchführen. Daher wird die Gastroskopie nur unter bestimmten Bedingungen als zwingend erachtet. Das ist ab einem Alter von 45 Jahren und/oder wenn folgende „Alarmsymptome" vorliegen:

- Hinweise auf Blutungen im Magen-Darm-Trakt, also blutiges Erbrechen und/oder schwarzer bzw. blutiger Stuhl; Anämie,
- anhaltende Schluckstörungen (Dysphagie),
- Erbrechen,
- Einnahme nicht steroidaler Antirheumatika (NSAR) wie zum Beispiel Acetylsalicylsäure – enthalten unter anderem in Aspirin – und gerinnungshemmender Medikamente,
- anhaltende, nicht behandelbare Schmerzen, auch nachts und in den Rücken ausstrahlend.

KEINE ANGST VOR DER GASTROSKOPIE

Die Gastroskopie oder Magenspiegelung steht noch immer im Ruf, eine „unerträgliche" Untersuchung zu sein. Zu Unrecht. Zwar gibt es durchaus Angenehmeres, als einen Schlauch in die Speiseröhre eingeführt zu bekommen, aber gegen den dabei auftretenden Würgereflex kann man etwas tun. Schmerzhaft ist die Untersuchung auf keinen Fall. Viele, die sowohl eine Gastroskopie als auch ein Magenröntgen „absolviert" haben, ziehen den Gastroskopieschlauch dem Kontrastmittel-Cocktail für das Röntgen bei weitem vor.

Das Gastroskop besteht aus einem biegsamen, dünnen Schlauch von 5 bis 9 Millimeter, der mehrere Kanäle enthält. In den optischen Kanälen sind Leitungen für die Lichtquelle und das optische System. An der Spitze befindet sich ein Computerchip, der Bilder aufnimmt und auf den Bildschirm überträgt. Meist ist auch ein Videorekorder angeschlossen. Der Arbeitskanal ermöglicht die Einführung verschiedener Werkzeuge. Das kann eine Zange für die Entnahme von Schleimhautproben sein, eine Schlinge zur Entfernung kleiner Polypen oder eine Lasersonde zum Veröden blutender Stellen. Auch Nadeln oder Bürsten werden häufig gebraucht.

Für eine Gastroskopie muss man nüchtern sein, darf also mindestens sechs Stunden lang nichts gegessen haben. Etwas Wasser in kleinen Schlucken ist erlaubt. Durchgeführt wird die Untersuchung üblicherweise im Liegen. Nun wird der Gastroskopieschlauch vom Arzt in den Magen geschoben. Das geht leichter, wenn man dabei kräftig schluckt. Noch einmal erleichtert wird das Ganze durch eine Betäubung des Rachens, die mit einem Spray durchgeführt wird. Dadurch wird der Würgereflex vermieden. Um die Schleimhaut gut erkennen zu können, wird Luft in den Magen gepumpt. Wer sich vor der Untersuchung fürchtet, kann auch eine Beruhigungsspritze bekommen. Nach einigen Minuten ist die Untersuchung vorbei.

Die Gastroskopie ist eine Routineuntersuchung praktisch ohne Komplikationen. Auch bei therapeutischen Interventionen im Rahmen einer Gastroskopie – der Entfernung kleiner Polypen zum Beispiel – sind Komplikationen die Ausnahme und viel seltener als bei Operationen zu diesem Zweck.

Koloskopie (Kolonoskopie)

Eine Koloskopie oder Darmspiegelung kann dann angezeigt sein, wenn Gastroskopie oder Ultraschalluntersuchung keine schlüssigen Ergebnisse liefern. Weiters liegt die Durchführung einer Koloskopie nahe, wenn der Betroffene häufig unter mit Blähungen verbundenen Schmerzen leidet. Da der Querdarm relativ weit oben verläuft, können vom Darm ausgehende Beschwerden also durchaus auch als „Oberbauchbeschwerden" empfunden werden. Schließlich ist eine Koloskopie ab einem Alter von 50 Jahren zur Darmkrebsvorsorge dringend zu empfehlen. Abgesehen von Darmkrebs können mit Hilfe einer Koloskopie chronisch entzündliche Darmerkrankungen, Dickdarmpolypen und Divertikulitis diagnostiziert werden.

Als endoskopische Untersuchung funktioniert die Koloskopie nach demselben Prinzip wie die Gastroskopie: Ein biegsamer Schlauch mit optischen Kanälen und einem Arbeitskanal wird in das Körperinnere eingeführt, um eine direkte Beobachtung und Beurteilung des Darms zu ermöglichen. Der Schlauch ist etwas stärker als bei der Gastroskopie. Um den Zustand der Darmwand erkennen zu können, muss der Darm völlig entleert sein. Zu diesem Zweck nimmt man am Vortag der Untersuchung eine abführende Spüllösung ein. Wer möchte, kann vor der Untersuchung ein beruhigendes Medikament bekommen. Dann sollte man an diesem Tag aber nicht mehr selbst Auto fahren. Bei der Koloskopie wird Luft in den Darm gepumpt, damit einerseits der Endoskopieschlauch gut um die Biegungen geführt werden kann und andererseits, damit sich die Darmwand entfaltet und somit besser untersucht werden kann.

Über den Arbeitskanal können Gewebeproben zur weiteren Analyse genommen oder Polypen entfernt werden. Mittels Laser kann man Blutungen stillen oder Tumore verkleinern.

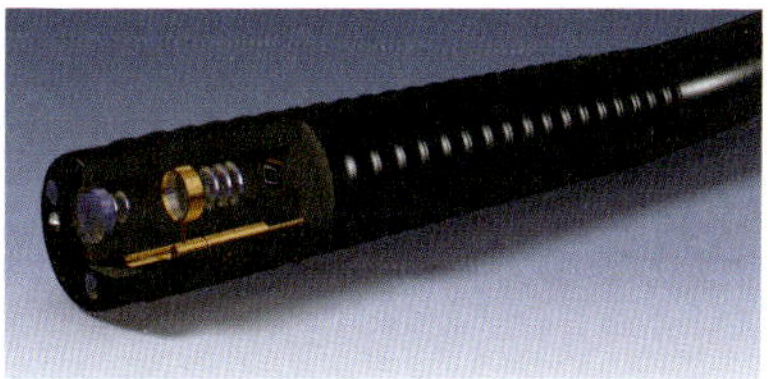

Biegsamer Schlauch mit optischen Kanälen für die Untersuchung des Darms.

Blutuntersuchung

Ein Routine-Blutbefund gehört zur Abklärung von Beschwerden im oberen Verdauungstrakt dazu. Aus den zahlreichen Parametern, die dabei erhoben werden, erfährt der Arzt viel über den Allgemeinzustand des Patienten – und sie liefern wertvolle Hinweise, welche Erkrankung hinter den Beschwerden stecken könnte und wie schwer sie ausgeprägt ist. Der Blutbefund gibt Hinweise auf den Zustand der verschiedensten Organe. So zirkulieren zum Beispiel auch Enzyme aus Leber und Bauchspeicheldrüse im Blut.

Nur das Gesamtbild eines Blutbefundes liefert dem Arzt ausreichend Informationen, um Rückschlüsse auf eine eventuelle Erkrankung zu ziehen. Abweichungen bei einzelnen Messwerten müssen nicht zwangsweise an einer Erkrankung liegen. Für eine sinnvolle Interpretation von Laborbefunden – und das heißt letztlich eine gesicherte Diagnose – ist außerdem die klinische, also körperliche Untersuchung durch den Arzt notwendig. Ebenso wichtig sind die Ergebnisse anderer Untersuchungsmethoden.
Die Ergebnisse bei den einzelnen Blutwerten hängen von der verwendeten Messmethode ab und können daher unter Umständen je nach Labor etwas voneinander abweichen. Aus diesem Grund sind hier keine Referenzwerte (Normalwerte) angeführt.

Blutbild

Als „Blutbild“ wird die Untersuchung der im Blut enthaltenen Zellen bezeichnet, aufgrund derer sich der Arzt ein „Bild“ über das Blut machen kann. Das war früher auch tatsächlich der Fall, denn das Blutbild wurde mit einem Lichtmikroskop gemacht. Heute werden automatische Zählgeräte verwendet, die nicht nur zwischen den verschiedenen Typen von Blutzellen unterscheiden können, sondern auch ihren Anteil ermitteln.

DIE WICHTIGSTEN TYPEN VON BLUTZELLEN SIND:

Erythrozyten

Die roten Blutkörperchen sind für den Transport von Sauerstoff zuständig und geben dem Blut seine rote Farbe. Ihre Anzahl verringert sich bei jeder Form von Anämie, zum Beispiel durch den mit chronischen Blutungen verbundenen Blutverlust. Gleichzeitig sinkt bei Anämie die Konzentration an rotem Blutfarbstoff Hämoglobin – auch ein üblicher Messwert. Desgleichen nimmt der Hämatokrit ab, das ist der Anteil zellulärer Bestandteile am Blutvolumen. Bei chronischem Blutverlust kommt es meist auch zu einem Eisenmangel.

Leukozyten

Die weißen Blutkörperchen sind ein wesentlicher Teil der Immunabwehr des Körpers und umfassen eine Vielfalt von Zelltypen. Bei akuten Entzündungen steigt meist die Anzahl der Leukozyten im Blut. Ein weiterer wichtiger und besonders empfindlicher „Entzündungsparameter" ist der CRP-Wert, der für C-reaktives Protein steht. Auch er ist bei Entzündungen erhöht.

Thrombozyten

Die Blutplättchen spielen eine zentrale Rolle bei der „Reparatur" von Verletzungen. In diesem Fall „kleben" sie aneinander und an der Wand des verletzten Gewebes und schließen so die Lücke. Außerdem sind sie an der Blutgerinnung beteiligt. Bei schweren Infektionen oder bei Blutverlust ist ihr Anteil erhöht, bei chronischen Lebererkrankungen vermindert.

Schilddrüsenhormone

Sie können ebenfalls Hinweise auf die Ursache von Beschwerden im Magen-Darm-Trakt geben, denn abnorme Mengen im Körper können Durchfall oder Verstopfung verursachen.

Leberwerte

Weitere mögliche Ursachen von Oberbauchbeschwerden können in Leberentzündungen oder Erkrankungen der Gallenwege liegen. Diese spiegeln sich ebenfalls in den „Blutwerten" wider. So finden sich bei Schädigungen der Leber zum Beispiel Leberenzyme in größeren Mengen als sonst im Blut, oder es kommt zu einem Mangel an Stoffen, die von der Leber gebildet werden. Zum Beispiel:

- **GOT/GPT** – Erhöhte Werte dieser Enzyme können vom Zerfall von Leberzellen herrühren, denn dabei werden sie freigesetzt. Man nennt sie auch „Nekroseparameter". Diese Enzyme kommen zwar nicht ausschließlich in der Leber vor, doch bei entsprechenden weiteren Hinweisen kann durchaus der Schluss auf eine Lebererkrankung gezogen werden. Erhöhte Werte können zum Beispiel auf eine „klinisch stumme" Hepatitis C hinweisen.

Ihre vollständigen Bezeichnungen lauten: GOT steht für Glutamat-Oxalacetat-Transaminase, die auch als Aspartat-Aminotransferase (ASAT) bezeichnet wird. GPT steht für Glutamat-Pyruvat-Transaminase, die auch unter Alanin-Aminotransferase (ALAT) läuft.

- **GGT/AP** – Erhöhte Werte zeigen an, dass die Galle nicht richtig abfließen kann und dass es einen „Stau" in den Gallenwegen gibt. Man nennt sie auch „Cholestaseparameter".
  Ihre vollständigen Bezeichnungen lauten: GGT steht für Gamma-GT beziehungsweise Gamma-Glutamyl-Transferase. AP ist die Abkürzung für Alkalische Phosphatase.

Die Leber ist für die Produktion wichtiger Eiweißstoffe zuständig.

- **Albumin**, **Cholinesterase** und **Blutgerinnungsfaktoren** und ihre Werte im Blut spiegeln die Funktionstüchtigkeit der Leber als zentrales Stoffwechselorgan wider. Sie gehören zu den „Syntheseparametern". Die Leber ist ja für die Produktion vieler wichtiger Eiweißstoffe zuständig. Die entsprechenden Blutwerte zeigen an, ob sie auch in ausreichender Menge gebildet werden.

- **Bilirubin** ist der gelbe Blutfarbstoff, der beim Abbau von Hämoglobin anfällt. Für dessen Abbau ist wieder die Leber zuständig. Findet sich zu viel davon im Blut, kann dies auf eine Funktionsstörung der Leber hinweisen.

Bauchspeicheldrüse

Für die Enzyme der Bauchspeicheldrüse gilt dasselbe wie für diejenigen der Leber: Bei Problemen mit der Bauchspeicheldrüse finden sie sich vermehrt im Blut. Die Ursache könnte zum Beispiel eine Entzündung sein, die sich meist durch Schmerzen im mittleren Oberbauch bemerkbar macht.
Die beiden wichtigsten und im Blut nachweisbaren Enzyme der Bauchspeicheldrüse sind

- **Amylase** – Sie sorgt für die Zerkleinerung bzw. Spaltung der Zuckerketten, aus denen Kohlenhydrate bestehen.

- **Lipase** – Dieses Enzym spaltet Fett in seine Bestandteile und macht es so für die Aufnahme in den Körper bereit.

Ultraschalluntersuchung (Sonografie)

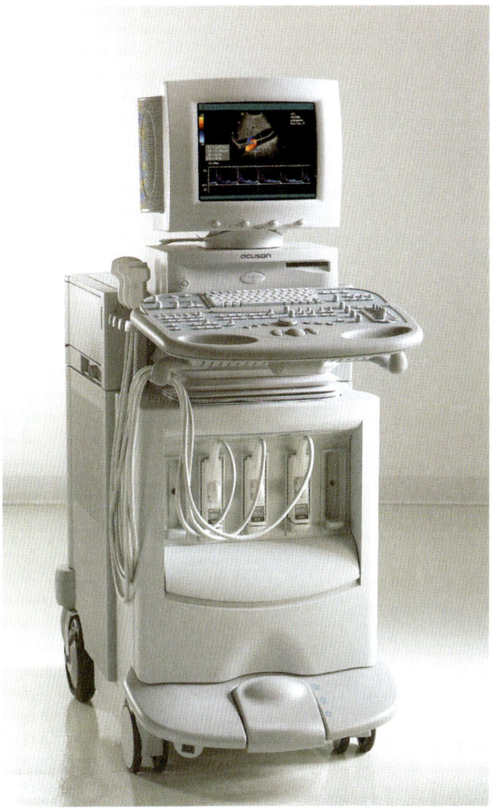

Während „Hohlorgane" wie Magen, Zwölffinger- oder Dickdarm sehr gut mit endoskopischen Methoden untersucht werden können – also Gastroskopie beziehungsweise Koloskopie – bietet sich für „solide" Organe wie Leber, Bauchspeicheldrüse, Milz oder Nieren die Ultraschallmethode an. Auch Gallenblase und -wege können auf diese Weise untersucht werden.

Das Ultraschallgerät liefert mit Hilfe von Schallwellen Bilder aus dem Körperinneren.

Die Ultraschalluntersuchung liefert mit Hilfe von Schallwellen Bilder aus dem Körperinneren. Die inneren Strukturen des Körpers reflektieren die für menschliche Ohren nicht wahrnehmbaren Ultraschallwellen je nach ihrer Beschaffenheit mehr oder weniger. Flüssigkeiten lassen sie nahezu ungehindert und mit lediglich geringer Abweichung passieren. Weiches Gewebe, Knorpel oder gar Knochen reflektieren einen beträchtlichen Anteil. Die reflektierten Schallwellen werden vom Gerät registriert und in ein Bild umgerechnet. Die üblichen Geräte liefern zweidimensionale Aufnahmen nach dem Prinzip eines Röntgenbildes. Es gibt aber schon neuere Entwicklungen, die auch dreidimensionale Darstellungen ermöglichen.

Die Ultraschalluntersuchung ist eine rasch durchzuführende Methode und hat auch den Vorteil, dass keinerlei Strahlenbelastung anfällt. Damit der Ultraschallkopf einen besseren Kontakt zur Haut hat und leichter hin und her bewegt werden kann, wird etwas Gleitmittel aufgetragen.

Computertomografie (CT)

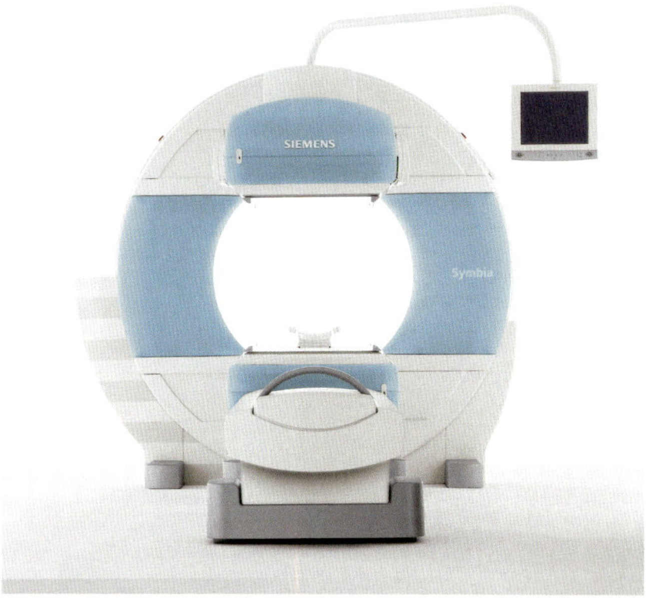

Bei der Computertomografie handelt es sich um eine Röntgenuntersuchung. Die Röntgenstrahlen werden dabei so geführt, dass Serien von dünnen Schichtbildern entstehen. Der Patient wird liegend in eine „Röhre" geschoben, in der sich das Gerät befindet. Die Röhre ist relativ kurz und reicht nicht über den ganzen Körper. Mit Hilfe von Computern wird aus den gewonnen Daten eine zweidimensionale Darstellung errechnet, die ein sehr genaues Abbild der anatomischen Verhältnisse liefert. Auf diese Weise können auch relativ kontrastarme Bereiche des menschlichen Körpers wie eben der Bauchraum exakt wiedergegeben werden. Manchmal ist die Gabe eines Kontrastmittels notwendig. Dabei werden jodhaltige Substanzen injiziert.

Der Computertomograf arbeitet mit Röntgenstrahlen.

Magnetresonanztomografie (MR)

Die Magnetresonanztomografie (MR, MRT) wird auch als Kernspintomografie („Kernspin") oder Nukleare Magnetresonanztomografie (NMR) bezeichnet. Dabei wird der Körper wie bei der Computertomografie scheibchenweise abgebildet, aber nicht mit Hilfe von Röntgenstrahlen, sondern unter Einsatz von Magnetfeldern. Diese sind für den Menschen weder spürbar noch schädlich. Als unangenehm empfinden manche lediglich die relativ lauten Geräusche des Geräts und die Enge der Röhre, in der man je nach Untersuchung zur Gänze verschwindet. Vorsicht ist aber geboten bei Patienten mit Metallimplantaten oder Hilfsmitteln wie einem Herzschrittmacher.

Die Magnetresonanztomografie erreicht bei vielen Fragestellungen die größte Genauigkeit bei der Abbildung von Weichteilen des Körpers, von inneren Organen und Geweben. Allerdings ist sie auch die teuerste Methode und daher nur in besonderen Fällen sinnvoll.

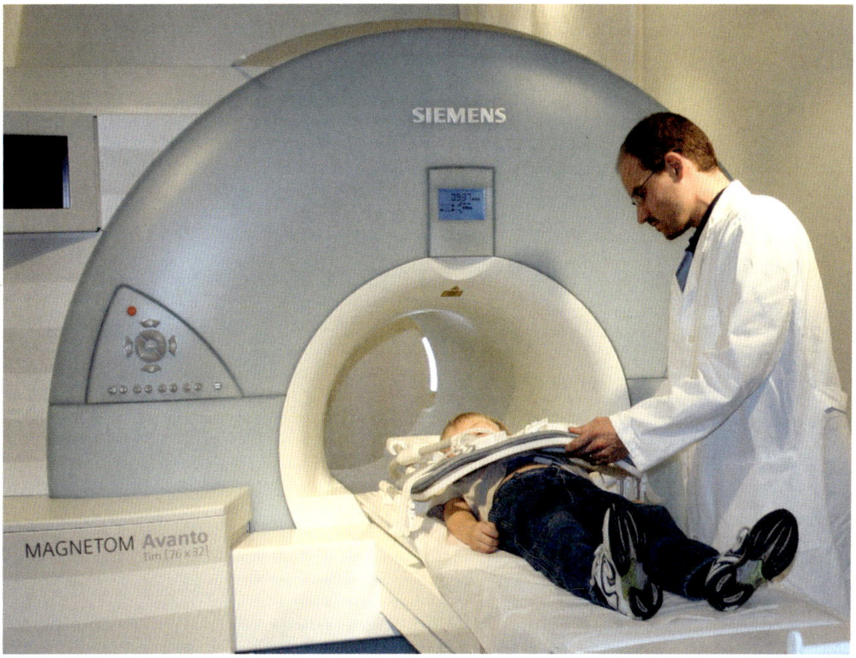

Aufgrund der hohen Kosten ist die Magnetresonanztomografie nur in besonderen Fällen angezeigt.

pH-Metrie der Speiseröhre

Eine pH-Metrie der Speiseröhre kann unter bestimmten Bedingungen bei Reflux-Beschwerden sinnvoll sein. Dabei wird der pH-Wert in der unteren Speiseröhre direkt gemessen und seine Änderung verfolgt. Sinkt dort der pH-Wert im Lauf eines Tages zu oft und zu lang unter einen Wert von 4, so hat man es mit einer Reflux-Erkrankung zu tun. An sich ist dies die direkteste Methode, um Reflux zu diagnostizieren, doch wegen des damit verbundenen Aufwands ist sie nicht zum Routineeinsatz geeignet. Außerdem liegt der pH-Wert des Rückflusses aus dem Magen nicht immer im sauren Bereich, kann aber auch dann Schäden in der Schleimhaut verursachen. Die pH-Metrie zeigt aber nur

sauren Reflux an und nicht den annähernd neutralen Reflux, der aus dem Zwölffingerdarm stammt. Bei einer neuen, ebenfalls sehr aufwändigen Methode, der Impedanz-pH-Metrie, gibt es diese Einschränkung nicht mehr.
Die pH-Metrie wird vor allem vor Reflux-Operationen eingesetzt, wenn medikamentöse Therapieversuche fehlgeschlagen sind, bei sehr starken Beschwerden und gastroskopisch intakter Speiseröhrenschleimhaut. Große Bedeutung hat sie auch zur Abklärung von Symptomen jenseits der Speiseröhre (extraösophagealen Symptomen) wie zum Beispiel chronischem Reizhusten, die durch eine Reflux-Krankheit bedingt sein könnten.
Durchgeführt wird die pH-Metrie mit einer Mess-Elektrode an einem dünnen, biegsamen Schlauch, der durch die Nase eingeführt wird. Eine pH-Metrie dauert üblicherweise 24 Stunden, entweder ambulant oder stationär.

Manometrie der Speiseröhre

Auch die Manometrie der Speiseröhre dient zur Abklärung von Reflux-Beschwerden. So wie die pH-Metrie wird sie eher selten angewandt und wenn, dann vor allem als vorbereitende Untersuchung vor Reflux-Operationen.

Mit der Manometrie können Bewegungsabläufe der Speiseröhre überprüft werden.

Mit der Manometrie können die Bewegungsabläufe der Speiseröhrenmuskulatur und die Funktion des Magenschließmuskels überprüft werden. Eine Reflux-Operation bei nicht voll funktionsfähigem Magenschließmuskel ist nur dann sinnvoll, wenn die Muskulatur der Speiseröhre gut funktioniert. Brustschmerzen können nämlich auch durch eine Störung der Bewegungsabläufe in der Speiseröhre bedingt sein.
Durchgeführt wird die Manometrie mit einer Drucksonde, die in die Speiseröhre eingeführt wird. Dann bekommt der Patient Wasser zu trinken. Nun wird gemessen, wie sich der Druck entlang der Speiseröhre ändert, wenn der Schluck nach unten wandert.

Magenröntgen

Mit der Einführung der modernen Gastroskopie hat das Magenröntgen viel von seiner Bedeutung verloren. Wiewohl noch relativ häufig durchgeführt, ist das Magenröntgen zur Abklärung von Beschwerden in Bauch und Magen dem heutigen Stand des Wissens entsprechend eigentlich nur für spezielle Fragestellungen geeignet. Im Normalfall liefert es nicht die benötigten Information über die Ursachen der Oberbauchbeschwerden. Das heißt, es muss erst recht eine Gastroskopie durchgeführt werden – bei einem pathologischen Röntgenbefund zur genaueren Abklärung desselben und bei einem nicht pathologischen zur Sicherheit. Die doppelte Untersuchung bleibt meist erspart, wenn gleich eine Gastroskopie gemacht wird.

Sinnvoll ist das Magenröntgen bei Verengungen der Speiseröhre, die verhindern, dass der Gastroskopieschlauch eingeführt werden kann. Es ist auch angezeigt, wenn Ultraschall oder eventuell Computertomografie bzw. Magnetresonanztomografie auf starke Veränderungen der Magenwand hinweisen. Das können zum Beispiel vergrößerte Falten oder Verdickungen der Magenwand sein, wie sie bei einer sehr seltenen Form von Magenkrebs auftreten. Das Magenröntgen beginnt mit dem „Bariumschluck". Damit der Magen im Röntgen gut sichtbar wird, ist nämlich ein Kontrastmittel notwendig und dafür wird eine Lösung von Bariumsalzen verwendet. Dann wird der Mageneingang in verschiedenen Positionen durchleuchtet.

Das Magenröntgen beginnt mit einem „Bariumschluck".

In Verbindung mit einer so genannten Videokinematografie wird die Röntgenuntersuchung des oberen Verdauungstrakts eingesetzt, um die Ursache von Schluckstörungen zu untersuchen. Dabei wird auf Video aufgezeichnet, wie der Kontrastmittel-Schluck vom Mund in den Magen wandert. Die Videokinematografie gibt auch Aufschluss über die Funktion des Magenschließmuskels.

Helicobacter-Untersuchungen

Die Diagnosemethoden zur Feststellung einer Infektion mit Helicobacter pylori umfassen sowohl invasive als auch nicht invasive Methoden.

Die invasiven Methoden werden mit Gewebeproben aus der Gastroskopie durchgeführt: Urease-Schnelltest, Histologie, Kultur.

Für nicht invasive Methoden können die Atemluft oder Stuhlproben verwendet werden: C_{13}-Atemtest, Stuhl-Antigen-Test.

Invasive Diagnosemethoden

- **Urease-Schnelltest:** Helicobacter pylori kann Harnstoff (Urea) als Nahrungsquelle verwenden und zersetzt ihn dabei in Ammoniak und Kohlendioxid. Urease ist das Enzym, mit dem der Harnstoff gespalten wird. Es

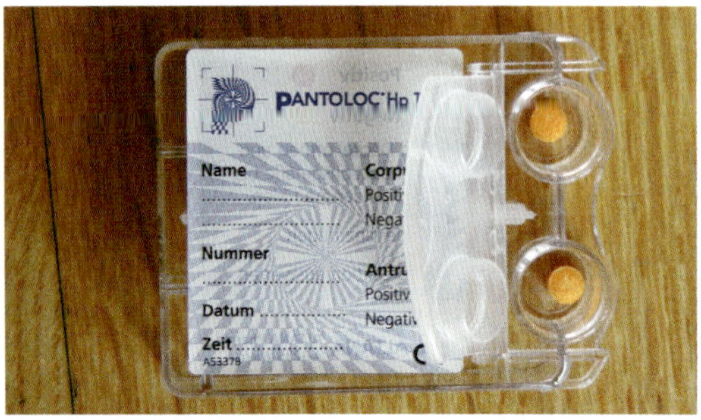

gibt eine Reihe vorgefertigter Urease-Schnelltests. Die erforderlichen Reagenzien befinden sich in Vertiefungen der Testplatte, in die kleine Gewebsstückchen gelegt werden. Wenn innerhalb einer bestimmten Zeit eine Farbänderung auftritt, ist das ein Beweis für das Vorhandensein von Ammoniak und damit Helicobacter pylori.

Zum Nachweis für Helicobacter pylori gibt es eine Reihe vorgefertigter Tests.

➔ **Histologische Untersuchung:** Eine Infektion mit dem Magenbakterium kann auch durch eine histologische Untersuchung nachgewiesen werden. Dabei wird die Gewebeprobe aus der Gastroskopie mit einer von mehreren zur Auswahl stehenden Färbetechniken behandelt. Im Lichtmikroskop wird dann nach den Bakterien selbst beziehungsweise nach speziellen Entzündungszellen gesucht.

➔ **Kulturversuch:** Die Gewebeprobe wird in ein selektives Nährmedium eingebracht. Bildet sich eine Kolonie von Helicobacter pylori, ist der Nachweis positiv. Mit diesen Bakterien kann man ein Antibiogramm erstellen, also untersuchen, welche Antibiotika gegen den vorhandenen Helicobacter-Stamm wirken.

Nicht invasive Diagnosemethoden

➔ **C_{13}-Harnstoff-Atemtest:** Dieser Test besitzt eine Treffsicherheit von 97 Prozent. Wie der Urease-Test beruht diese Nachweismethode auf der Fähigkeit von Helicobacter pylori, Harnstoff als Nahrungsquelle zu verwenden und abzubauen. Der Patient trinkt ein kleines Glas (20 Milliliter) mit in Wasser gelöstem Harnstoff, der mit dem harmlosen, schweren Kohlenstoff-Isotop C_{13} markiert worden ist. Nach einer halben Stunde wird eine Probe der Ausatemluft in einem Röhrchen gesammelt, in das der Patient durch einen Strohhalm hineinbläst. Nun wird untersucht, ob die Ausatemluft C_{13} enthält. Wenn nämlich eine Helicobacter-Infektion vorliegt, dann haben die Bakterien den Harnstoff in der Zwischenzeit verwertet und dabei Ammoniak und Kohlendioxid gebildet. Das Kohlendioxid enthält das Isotop C_{13} und das kann in der Ausatemluft nachgewiesen werden.

Der C_{13}-Atemtest wird von der Krankenkasse nicht bezahlt und nur in spezialisierten Zentren angeboten. Er kann sowohl zur grundsätzlichen Feststellung einer Helicobacter-Infektion als auch zur Therapiekontrolle nach der Eradikation eingesetzt werden.

Der C_{13}-Atemtest wird nur in spezialisierten Zentren angeboten.

Vor der Durchführung endoskopischer Testverfahren oder eines C_{13}-Atemtests auf Helicobacter pylori sollten mindestens vier Wochen lang keine Antibiotika eingenommen werden, aber auch keine säurehemmenden Medikamente wie Protonenpumpenhemmer oder H_2-Blocker. Diese reduzieren nämlich die Anzahl der Magenbakterien so stark, dass die Untersuchungen fälschlicherweise zu negativen Ergebnissen kommen können.

➔ **Stuhl-Antigen-Test:** Bei infizierten Personen finden sich im Stuhl ganze Bakterien oder Teile von Helicobacter pylori. Diese werden als Antigene bezeichnet und können mit Hilfe von Immunreaktionen nachgewiesen werden. Dabei wird eine Stuhlprobe mit einem Antikörper gegen Helicobacter versetzt. Wenn der Antikörper auf ein Antigen von Helicobacter trifft, kommt es zu einer Verbindung – und diese wird mit einer Farbreaktion gekoppelt.
Dieser Test ist sowohl zum Nachweis einer Infektion als auch zur Therapiekontrolle geeignet, wird in der Praxis aber eher selten eingesetzt. In Zukunft könnte dieser Test vor allem eine Rolle bei der Diagnostik von Helicobacter-Infektionen im Kindesalter spielen.

➔ **Antikörpertest:** Das große Problem beim Antikörpertest ist der Umstand, dass er noch lang Zeit ein positives Ergebnis liefert, auch wenn die Helicobacter-Infektion erfolgreich behandelt wurde. Denn Antikörper zirkulieren im Körper noch Jahre nach einer Infektion. Außerdem gibt es große Qualitätsunterschiede zwischen den angebotenen Systemen.
Zur Therapiekontrolle sind Antikörpertests also nicht geeignet, sondern nur zur Klärung der prinzipiellen Frage, ob einmal eine Helicobacter-Infektion vorgelegen hat oder nicht. Sinnvoll eingesetzt wird dieser Test am ehesten bei kleinen Kindern, wenn Gastroskopie oder C_{13}-Atemtest nicht möglich sind.

Zur Therapiekontrolle sind Antikörpertests nicht geeignet.

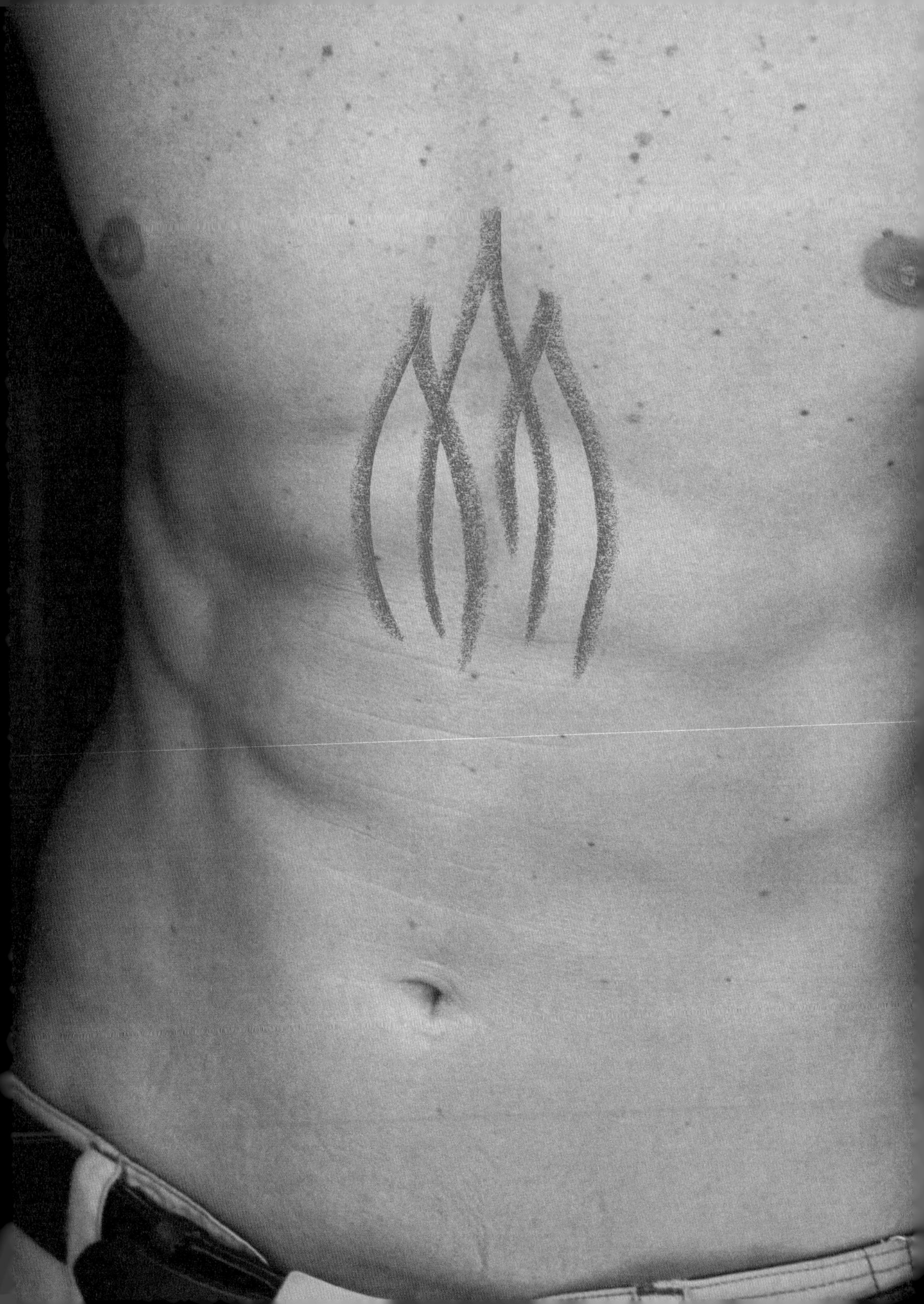

Rückfluss

Reflux-Krankheit

(GASTRO-ÖSOPHAGEALE REFLUX-KRANKHEIT GERD)

Bei der Reflux-Krankheit kommt es durch einen „Rückfluss“ von Magensäure in die Speiseröhre zu einer Reihe von Beschwerden, die eine beträchtliche Einschränkung der Lebensqualität mit sich bringen. Nicht nur deshalb muss für eine ausreichende Behandlung gesorgt werden. Bei rund 40 Prozent der Reflux-Patienten verursacht die Magensäure gastroskopisch nachweisbare Schäden an der Speiseröhrenhaut, die weitere Probleme nach sich ziehen können. Dabei hängt das Ausmaß der Beschwerden nicht unbedingt mit dem Grad der Schädigung zusammen. Schließlich kann die Reflux-Krankheit auch schwerwiegende gesundheitliche Beeinträchtigungen außerhalb des Verdauungstrakts – vor allem in den Atemwegen – nach sich ziehen.

Rund 30 Prozent der Erwachsenen in den Industrieländern leiden mehr oder weniger häufig unter Reflux-Symptomen wie Sodbrennen, saurem Aufstoßen und Magenschmerzen. 20 Prozent haben regelmäßig damit zu tun, bei 10 bis 20 Prozent treten Reflux-Symptome mehrmals wöchentlich oder sogar täglich auf. Erst dann sprechen Experten von der „Reflux-Krankheit" – die also zumindest jeden zehnten Erwachsenen betrifft.

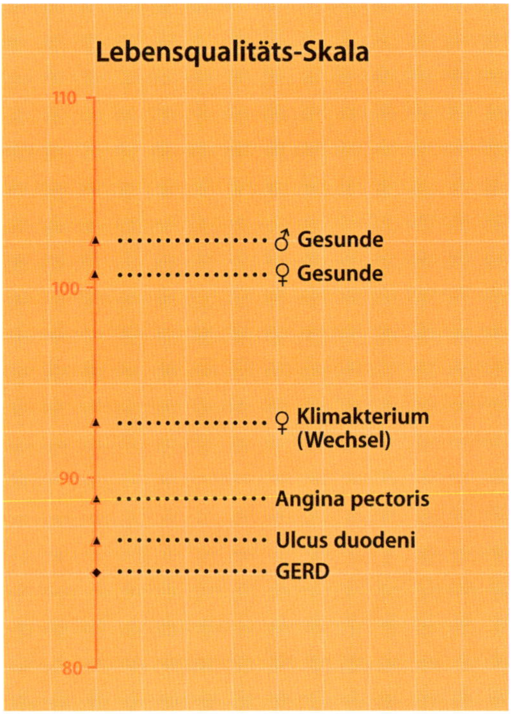

Die Reflux-Krankheit und ihre Folgen sind typische Wohlstandsphänomene und in den Industrieländern mittlerweile die bedeutendste Erkrankung des oberen Verdauungstrakts. Ein Blick zurück: Vor 20 Jahren waren Magen- und Zwölffingerdarmgeschwüre etwa 20-mal so häufig wie die Reflux-Krankheit. Heute ist es genau umgekehrt: Es gibt 20-mal so viele Reflux- wie Ulcus-Patienten. Aufgrund ihrer enormen Verbreitung und stetigen Zunahme bezeichnen Experten die Reflux-Krankheit als eine „der" Erkrankungen des 21. Jahrhunderts.

Reflux kostet Lebensqualität

Die Reflux-Krankheit führt zu einem dramatischen Verlust an Lebensqualität. Das Lebensgefühl von Reflux-Patienten entspricht etwa demjenigen von Personen mit schweren Herzkrankheiten.

Warum sich die Reflux-Krankheit dermaßen ausbreitet, ist bis zu einem gewissen Grad ein Rätsel. Doch die wichtigsten Gründe sind sehr wohl bekannt:

- An erster Stelle steht der Lebensstil. Falsche Ernährungs- und Lebensgewohnheiten, zu wenig Bewegung, Übergewicht und Adipositas – das fordert seinen Tribut auch in Richtung Reflux-Krankheit.
- Der medizinische Forschritt hat dazu beigetragen, dass Reflux heute häufiger diagnostiziert wird als früher. Zum einen spielen dabei verbesserte

Diagnosemethoden eine Rolle, zum anderen die Erkenntnis, dass gar nicht so wenige Beschwerdebilder letztlich auf Reflux zurückzuführen sind.

- Jede Art von Stress und Belastungen führt zu einem Anstieg der Säureproduktion im Magen. Zwar ist der Lebensstandard im Schnitt so hoch wie nie zuvor, doch immer mehr Menschen leiden unter Stress und Burn-out.
- Welche Rolle das Alter und damit die steigende Lebenserwartung spielt, ist unter Experten umstritten. Die Reflux-Krankheit kann immer auftreten. Ärzte beobachten jedoch einen überproportionalen Anstieg bei relativ jungen Menschen. Sogar Kinder leiden schon unter Reflux-Beschwerden.
- Unter Umständen könnte auch der Rückgang von Infektionen mit dem Magenbakterium Helicobacter pylori an der Zunahme von Reflux-Erkrankungen beteiligt sein.

Weiters ist eine zunehmende Bereitschaft festzustellen, bei anhaltendem Sodbrennen, saurem Aufstoßen und Magenschmerzen den Arzt aufzusuchen. Das führt natürlich auch zu einer höheren Anzahl diagnostizierter Fälle. Trotz dieser begrüßenswerten Entwicklung lassen sich aber noch immer zu wenige Betroffene behandeln und riskieren damit eine Verschärfung der Symptome und ein Fortschreiten der Erkrankung. Untersuchungen in westlichen Industrieländern und Japan haben gezeigt, dass im Schnitt eineinhalb Jahre vergehen, bis Reflux-Beschwerden zum Anlass genommen werden, einen Arzt aufzusuchen.

Falsche Ernährung ist mit ein Grund für „Reflux“.

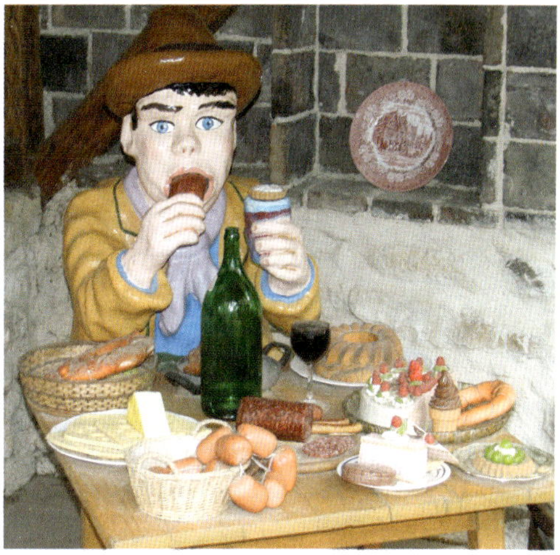

Zwischen den Geschlechtern ist die Reflux-Krankheit im Großen und Ganzen gleich verteilt. Männer und Frauen sind etwa im selben Ausmaß betroffen. Allerdings gibt es Hinweise, dass sich bei Männern etwas häufiger Entzündungen und andere Schäden in der Speiseröhre einstellen. Einen deutlichen Überhang von Männern gibt es beim Barrett-Ösophagus, einer seltenen, aber relativ gefährlichen Folgekrankheit.

Die Refluxkrankheit und ihre Folgeerscheinungen stellen auch eine gewaltige Belastung für das Gesundheitsbudget dar. Die Ausgaben betreffen vor allem Diagnostik

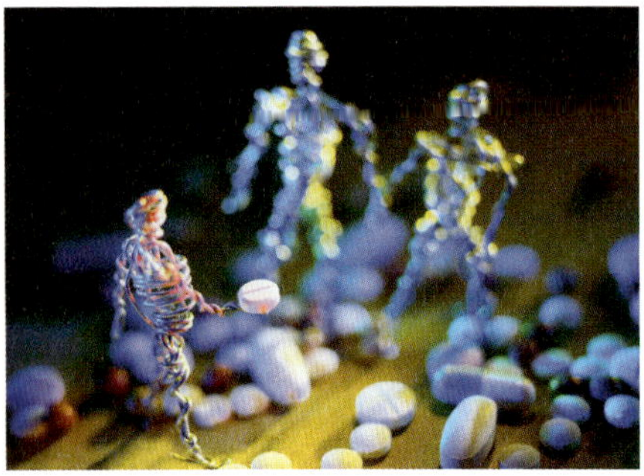

und Medikamente, die meist lebenslang eingenommen werden müssen. Ein geringerer Teil geht auf Operationen zurück. Nach schweizer und US-amerikanischen Berechnungen liegen die direkten Kosten je Patient für ärztliche Leistungen und Medikamente bei etwa 120 bis 425 Euro pro Jahr. Angesichts der vielen Betroffenen summiert sich das. In Deutschland wird die Zahl der Reflux-Patienten auf 7 bis 10 Millionen geschätzt. Erhebungen für Österreich gibt es keine. In Anlehnung an das Nachbarland und an die durch Studien erhobene Häufigkeit dürften es jedoch 700.000 bis eine Million Betroffene sein.

Medikamente müssen meist lebenslang eingenommen werden.

Bei bis zu einem Drittel der Reflux-Patienten sind die Beschwerden so gravierend, dass Arbeitsleistung und Arbeitsfähigkeit beeinträchtigt werden. Bei etwa jedem zehnten kommt es zu Arbeitsausfällen durch Krankenstände.

Ursachen

Die direkte Ursache für Reflux-Beschwerden liegt in einer Funktionsstörung des Magenschließmuskels. Beheben lässt sich das nur sehr selten. Meist verläuft die Erkrankung chronisch. Somit bedeutet die Diagnose „Reflux“ fast immer eine lebenslange Auseinandersetzung mit diesen Beschwerden und ein lebenslanges Lernen, wie man am besten damit umgeht.

Wie kommt die Säure vom Magen in die Speiseröhre?

Beim Schlucken muss sich der Magenschließmuskel entspannen, damit sich der Mageneingang öffnet und der Bissen in den Magen befördert werden kann. Der Ösophagus-Sphinkter entspannt sich aber auch zwischendurch immer wieder, um Luft aus dem Magen entweichen zu lassen. Manchmal merkt man das als „Rülpser“, oft aber nicht. Normalerweise öffnet er sich bei diesen „schluckunabhängigen“ Entspannungsphasen gerade so weit, dass Luft entweicht. Bei Reflux-Patienten öffnet er sich aufgrund einer Funktionsstörung jedoch bedeutend weiter, sodass auch Magenflüssigkeit austritt. Außerdem ist der Ösophagus-Sphinkter bei Reflux-Patienten meist auch schwächer als normalerweise.

Welche biochemischen Mechanismen hinter diesen überlangen Entspannungsphasen des Magenschließmuskels stecken, ist noch nicht ganz geklärt. Eine Rolle könnten Mechanorezeptoren spielen, die eine Ausdehnung des oberen Magenanteils bewirken. Auch Nervenbotenstoffe wie Cholezystokinin, GABA oder NO dürften beteiligt sein. Diese könnten in Zukunft als Ansatzpunkt für völlig neue Therapien der Reflux-Krankheit dienen: Über die Blockierung der Nervenbotenstoffe könnten die schluckunabhängigen Entspannungsphasen des Magenschließmuskels verhindert werden. Erste Versuche mit einem GABA-B-Hemmer sind recht viel versprechend verlaufen.

Manchmal hat der Reflux noch weitere Ursachen. Störungen der Peristaltik der Speiseröhre können dazu beitragen, ebenso ein Zwerchfellbruch oder Reflux aus dem Zwölffingerdarm (galliger beziehungsweise alkalischer duodenogastroösophagealer Reflux). Seltener ist eine generell verminderte Spannung des Ösopagus-Sphinkter an der Entstehung der Reflux-Krankheit beteiligt oder eine Zwerchfellhernie beziehungsweise ein Zwerchfellbruch.

In besonderen Fällen kann der Magen durch das Zwerchfell nach oben schlüpfen.

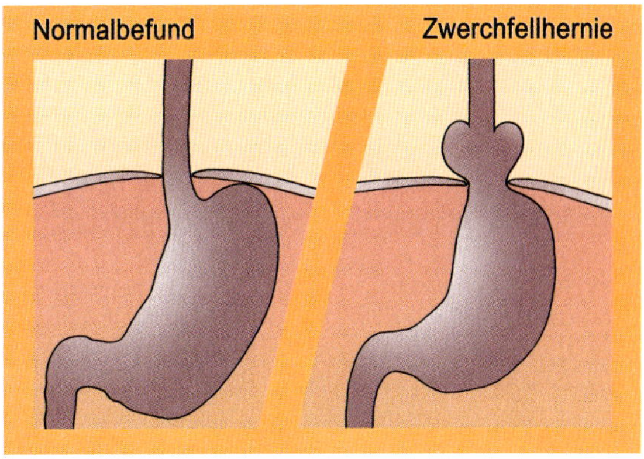

Bei überhöhtem Druck aus dem unteren Bauchraum kann ein Teil des Magens durch das Zwerchfell nach oben schlüpfen. Dadurch wird die Funktion des Ösophagus-Sphinkter empfindlich gestört, Magensäure gelangt in die Speiseröhre und es kommt zu Sodbrennen. Für einen überhöhten Druck aus dem unteren Bauchraum gibt es vor allem zwei Ursachen. Einerseits Übergewicht und andererseits Schwangerschaft – eine der häufigsten „natürlichen" Ursachen für Reflux-Beschwerden und die einzige, die von selbst wieder vergeht. Das Baby braucht Platz und drückt die Organe im Bauchraum nach oben. Eine gewisse Rolle spielt auch das Alter. Mit zunehmendem Alter verliert das Zwerchfell an Spannung und es kann relativ leicht passieren, dass ein Teil des Magens nach oben gleitet.

Sehr selten hingegen sind Magenlähmungen oder Verengungen der Grund für Reflux-Beschwerden, ebenso Magensonden bei künstlicher Ernährung oder bestimmte neuromuskuläre Erkrankungen.

Risikofaktoren

Das Risiko, eine Reflux-Krankheit zu bekommen, wird durch verschiedene Faktoren erhöht:

- Übergewicht und Fettleibigkeit (Adipositas).
- Rauchen.
- Magensäurefördernde Nahrungs- und Genussmittel, z.B. Kaffee, Alkohol, stark gewürzte, fette Speisen.
- Psychische Belastungen und Stress.
- Genetische Faktoren können ebenfalls eine Rolle spielen, wenn auch keine große. Einige Erscheinungsformen der Reflux-Krankheit treten nämlich familiär gehäuft auf.
- Eine Reihe von Erkrankungen des Magen-Darm-Trakts ist relativ häufig mit Reflux-Beschwerden verbunden. Ob diese Erkrankungen aber als Ursache zu sehen sind, das ist noch nicht geklärt.

Symptome

Der Rückfluss der Magensäure in die Speiseröhre kann verschiedene Symptome und Beschwerden verursachen. Am häufigsten, wichtigsten und „typischsten" ist das Sodbrennen. Die meisten Patienten leiden vor allem unter zwei bis drei der folgenden Symptome.

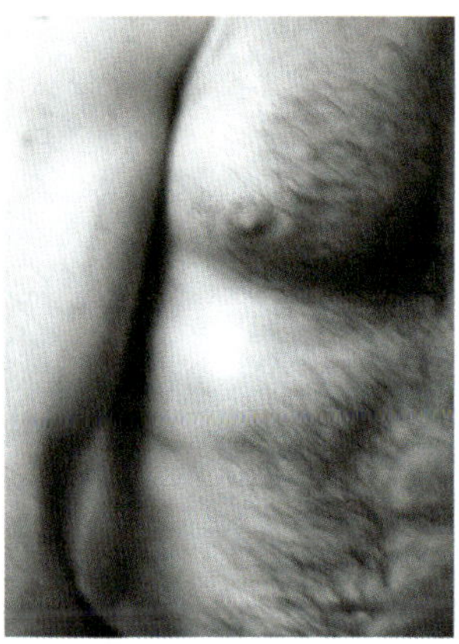

REFLUXBESCHWERDEN

- **SODBRENNEN**
- saures Aufstoßen
- Druckgefühl in der Brust/hinter dem Brustbein
- Halsschmerzen/Brennen im Rachen/belegte Stimme morgendliches Räuspern/chronische Heiserkeit
- Magenschmerzen

Nächtlich auftretende Beschwerden können zu Schlafstörungen führen. Durch entzündliche Veränderungen in der Speiseröhre und dadurch bedingte Veränderungen wie zum Beispiel Vernarbungen kann es zu Schluckstörungen kommen. Husten und Heiserkeit sind ebenfalls nicht selten.

Lange ein Rätsel…
… war das manchmal extrem saure Aufstoßen nach dem Essen. An sich ist der Mageninhalt nach der Nahrungsaufnahme ja nicht sehr sauer, weil die Nahrung den pH-Wert auf etwa 4,7 anhebt. Doch vor nicht allzu langer Zeit hat man festgestellt, dass auf dem Speisebrei eine Schicht von sehr saurer Magenflüssigkeit mit einem pH-Wert von etwa 1,6 „schwimmt". Und wenn davon etwas in die Speiseröhre gelangt, ist das empfindlich zu spüren.

Die Beschwerden nehmen üblicherweise nach dem Essen zu, ganz besonders, wenn man Süßigkeiten oder Alkohol zu sich genommen hat. Aber auch wenn man lange nichts gegessen hat, werden die Beschwerden stärker. Eine stehend gebückte Haltung wie bei der Gartenarbeit wirkt sich ungünstig aus. Auch im Liegen verstärken sich die Symptome. Gymnastikübungen, die mit der so genannten Bauchpresse verbunden sind, führen zu vermehrten Beschwerden. Dazu gehört zum Beispiel das so genannte Klappmesser. Auch viele Medikamente können die Reflux-Beschwerden verstärken (siehe Kapitel „Lebensstil", Seite 103).
Auch die Unregelmäßigkeit, mit der die Symptome auftreten, ist „typisch" für die Reflux-Krankheit. Meist treten die Beschwerden mehr oder weniger häufig auf. Eines ist aber sicher: Auch wenn sie längere Zeit ausbleiben, irgendwann sind sie wieder da. „Spontanheilungen" kommen so gut wie nie vor.
Es bleibt nicht immer bei den „direkten" Reflux-Beschwerden. Relativ häufig kommt es zu Folgeerscheinungen, die auf den ersten Blick überhaupt nichts mit der ursprünglichen Erkrankung zu tun zu haben – Asthma zum Beispiel oder Probleme mit den Zähnen.

Die Beschwerden nehmen üblicherweise nach dem Essen zu.

Diagnose

Wenn die Schilderung der Symptome und das Gespräch mit dem Patienten genügend Hinweise für eine Reflux-Krankheit ergeben, wird der Arzt ohne weitere Untersuchungen eine entsprechende Behandlung einleiten. Derzeit wird auch eine so genannte Probetherapie mit Protonenpumpenhemmern als „diagnostische Methode" diskutiert. Doch nach Ansicht einer Reihe von Experten bringt diese bei typischen Reflux-Beschwerden keinen zusätzlichen Gewinn an diagnostischer Information. Diagnostischen Nutzen besitzt eine Probetherapie vor allem dann, wenn der Verdacht besteht, dass chronische Heiserkeit oder Asthmabeschwerden mit einer Reflux-Krankheit zusammenhängen könnten.

Ein Zusammenhang mit chronischer Heiserkeit oder Asthma ist abzuklären.

Was bei jedem Patienten wünschenswert wäre, ist eine Gastroskopie, um Typus und Ausprägung der Reflux-Krankheit festzustellen. Doch das ist aus praktischen Gründen nicht durchführbar. Beim geringsten Zweifel jedoch und erst recht bei Alarmsymptomen wie blutigem Erbrechen, blutiger beziehungsweise schwarzem Stuhl oder Schluckstörungen (siehe Kapitel „Diagnose", Seite 23) und einem Alter des Patienten über 45 Jahre müssen auf jeden Fall weitere Untersuchungen durchgeführt werden, wobei die Gastroskopie an erster Stelle steht. Liefert auch die Gastroskopie kein Ergebnis, kommen Methoden wie Ultraschall und unter Umständen Computertomografie oder Magnetresonanztomografie zum Einsatz. Falls dabei starke Veränderungen der Magenwand festgestellt werden, ist ein Magenröntgen angezeigt. Sinnvoll ist ein Magenröntgen auch dann, wenn eine Gastroskopie nicht möglich ist.
Zum Ausschluss anderer Krankheiten und um ein Bild des allgemeinen Gesundheitszustands des Patienten zu bekommen, wird üblicherweise ein Blutbefund erstellt.

Typen und Ausprägungen der Reflux-Krankheit

Der ständige Kontakt mit Magensäure kann in der Speiseröhre zu Entzündungen mit Schleimhautdefekten und in weiterer Folge zu ernsten Schäden führen. Solche Schleimhautdefekte sind aber nur bei einem Teil der Reflux-Patienten festzustellen. Bei der Mehrheit sind mit Standardmethoden keine entzündlichen Veränderungen in der Speiseröhre nachzuweisen. Aller Wahrscheinlichkeit nach handelt es sich dabei aber um eine Vorstufe der Reflux-Krankheit mit gastroskopisch nachweisbaren Schleimhautschäden.
Typen und Ausprägungen der Reflux-Krankheit:

- symptomatische Reflux-Krankheit,
- entzündliche Reflux-Krankheit,
- Barrett-Ösophagus.

Symptomatische Reflux-Krankheit

Wenn zwar Reflux-Beschwerden auftreten, bei der Gastroskopie aber keine Anzeichen einer Entzündung oder weitergehender Schäden der Speiseröhrenschleimhaut festzustellen sind, sprechen Mediziner von der „Symptomatischen Reflux-Krankheit" oder NERD, was sich von der englischen Bezeichnung „Negative Endoscopic Reflux Disease" ableitet. Die meisten Reflux-Patienten, nämlich 60 Prozent, gehören zu dieser Gruppe.

Diese Patienten haben es manchmal nicht leicht und geraten leicht in den Verdacht, hypochondrisch veranlagt zu sein. Doch auch ohne gastroskopisch feststellbare Schleimhautschäden in der Speiseröhre können die Beschwerden äußerst heftig sein und eine medikamentöse Behandlung ist unbedingt notwendig. Außerdem leiden gerade diese Patienten häufig unter Folgekrankheiten in den Atemwegen, deren Ursache – die Reflux-Erkrankung – oft unerkannt bleibt. Beides führt dann dazu, dass sie mit ihren Beschwerden nicht ganz ernst genommen werden.

Es gibt Hinweise aus wissenschaftlichen Studien, dass es sich bei der Symptomatischen Reflux-Krankheit um kein eigenes Krankheitsbild handelt, sondern quasi eine Vorstufe, die sich nach einigen Jahren zur Entzündlichen Reflux-Krankheit weiterentwickelt. Bei mikroskopischen Untersuchungen von Gewebeproben können nämlich auch bei der Symptomatischen Reflux-Krankheit winzige Schleimhautschäden nachgewiesen werden. Das Sodbrennen lässt sich also erklären: Säure gelangt zu den Nervenenden und verursacht Schmerzen.

Säure gelangt zu den Nervenenden und verursacht Schmerzen.

Entzündliche Reflux-Krankheit (Reflux-Ösophagitis)

Wenn bei der Gastroskopie Entzündungen und eventuell weitere Schäden in der Schleimhaut der Speiseröhre festgestellt werden, sprechen Mediziner von einer Reflux-Ösophagitis oder Erosiven Reflux-Krankheit beziehungsweise ERD (Erosive Reflux Disease). Das trifft bei rund 40 Prozent der Reflux-Patienten zu.

Je nach Schweregrad der Schäden werden verschiedene Stadien unterschieden. Es gibt mehrere Modelle, wie das gemacht wird, das gebräuchlichste ist das umseitig angeführte. Mitunter wird die Symptomatische Reflux-Krankheit als Stadium 0 bezeichnet. Die Beschwerden können, müssen aber nicht, je nach Stadium an Heftigkeit und Häufigkeit zunehmen.

DIE STADIEN DER ENTZÜNDLICHEN REFLUX-KRANKHEIT

GASTROSKOPISCHE AUFNAHMEN

Stadium 1:
In der Speiseröhre sind vereinzelte Entzündungsherde festzustellen.

Stadium 2:
Mehrere Entzündungsherde gehen ineinander über, betreffen aber noch nicht den ganzen Umfang der Speiseröhre.

Stadium 3:
Mehrere Entzündungsherde gehen ineinander über und betreffen den ganzen Umfang der Speiseröhre.

Stadium 4:
Wie bei Stadium 3, dazu kommen Geschwüre (Ulcera) und/oder Verengungen.

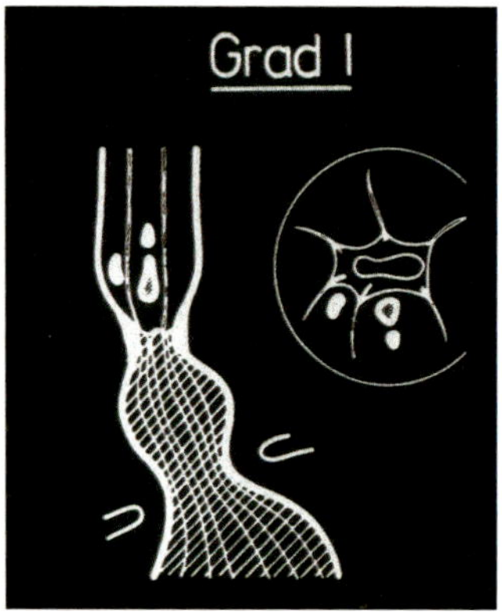

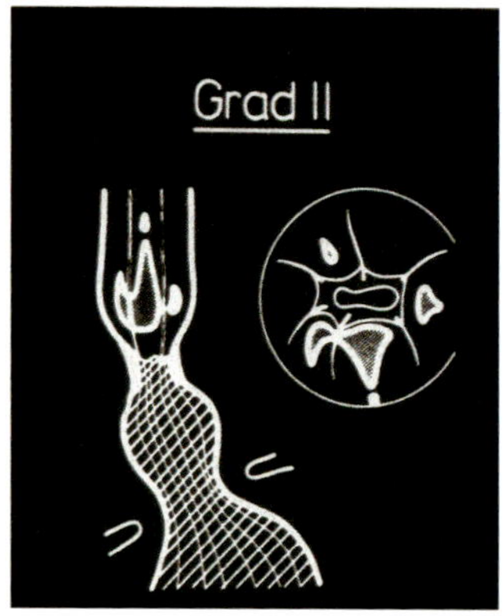

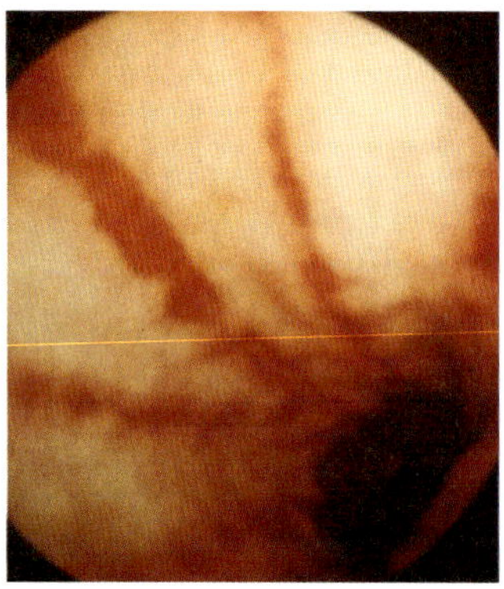

Stadium 1

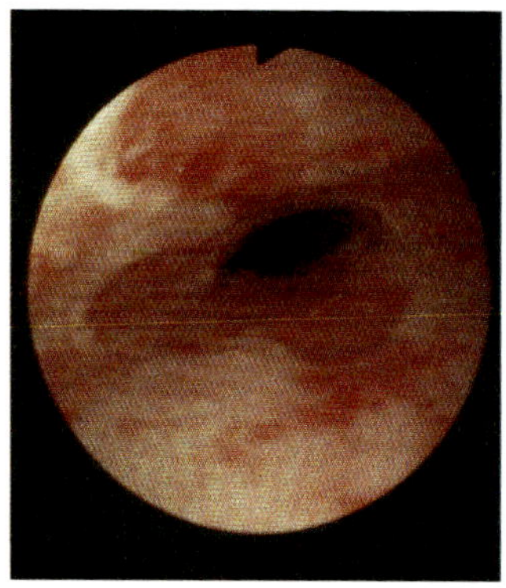

Stadium 2

Bei Schäden in der Speiseröhre verfolgt die Therapie nicht nur das Ziel, die Symptome zu lindern und damit die Lebensqualität wieder zu verbessern. Auch die gastroskopisch sichtbaren Schleimhautschäden sollen zum Abheilen gebracht werden, was durch die Ausschaltung der unmittelbaren Ursache, also der Säureeinwirkung, ermöglicht wird. Geschieht das nicht, können schwerwiegende Komplikationen auftreten. Dazu gehören Blutungen, Geschwüre (Ulcus) oder Einengungen der Speiseröhre. Außerdem kann es zur Ausbildung eines so genannten Barrett-Ösophagus kommen.

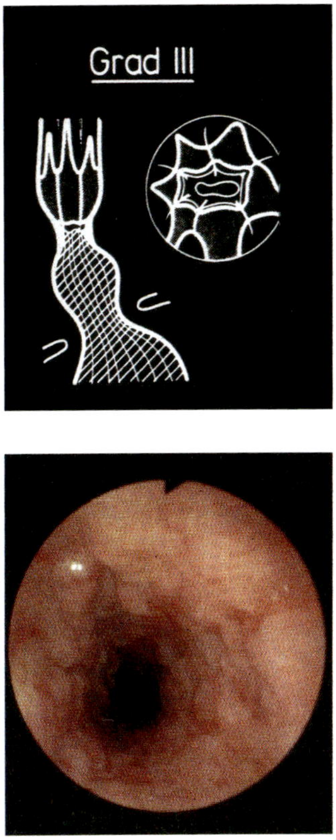

Stadium 3

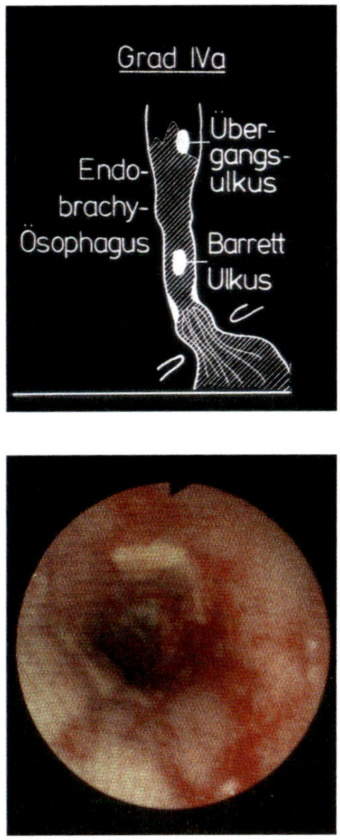

Stadium 4a

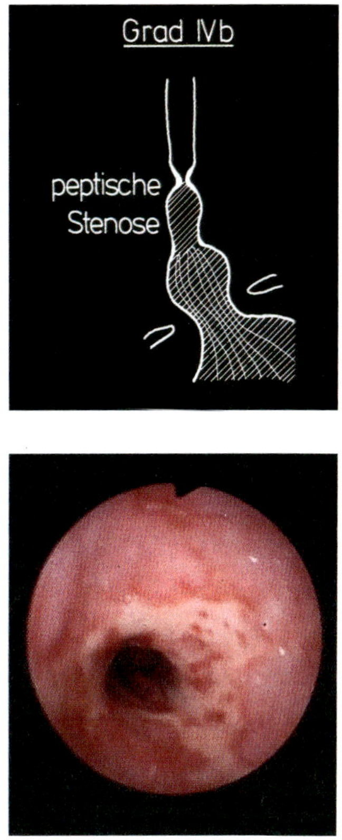

Stadium 4b

Barrett-Ösophagus

Bei einem von zehn Patienten mit Reflux-Ösophagitis führt der ständige Kontakt mit Magensäure im untersten Teil der Speiseröhre zu einer besonderen Veränderung der zarten Schleimhaut: Sie beginnt sich in Magenschleimhaut umzuwandeln. Experten sprechen von einer „Barrett-Schleimhaut“ beziehungsweise einem „Barrett-Ösophagus“, benannt nach dem Chirurg Norman Barrett. Der gebürtige Australier hatte dieses Phänomen in den 1950er Jahren in London das erste Mal beobachtet. Beim Barrett-Ösophagus geht das

Plattenepithel der Speiseröhre in ein Zylinderepithel über, wie es für den Magen typisch ist. Allerdings handelt es sich dabei um keine „echte", sondern um eine „defekte" Magenschleimhaut ohne Schutzfunktion. Bei der Gastroskopie sind rosa Schleimhaut-Zungen zu erkennen, die in die blassgelb gefärbte Speiseröhre hineinreichen. Eine definitive Diagnose kann aber erst durch einen histologischen Nachweis, das heißt mit Hilfe einer Gewebeprobe, gestellt werden.

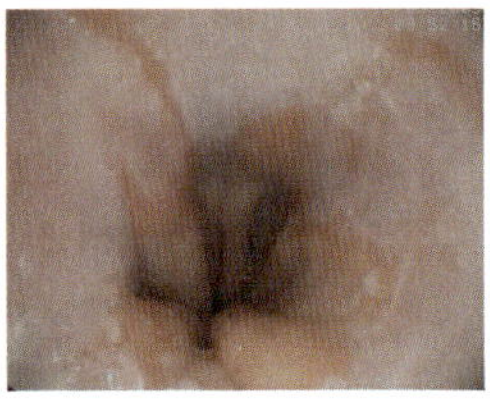

Barrett-Ösophagus mit rosa Schleimhautzungen, die in die Speiseröhre reichen.

Das Heikle dabei: Es handelt sich möglicherweise um eine Vorstufe von Speiseröhren-Krebs, und zwar des so genannten Adenokarzinoms, das sich auf der Basis des defekten Zylinderepithels entwickelt. Der Anteil an Adenokarzinomen in den westlichen Ländern ist in den vergangenen Jahren stark gestiegen und macht Schätzungen zufolge derzeit rund die Hälfte der Erkrankungen an Speiseröhrenkrebs aus. Das heißt nun aber nicht, dass jeder mit der Diagnose „Barrett-Ösophagus" an Krebs erkranken wird, doch das Risiko ist gegenüber dem Bevölkerungsdurchschnitt erhöht – und zwar um 0,4 Prozent pro Jahr. Von 1.000 Patienten mit der Diagnose Barrett-Ösophagus erkranken demnach jährlich vier bis fünf an einem Adenokarzinom.

Die Umwandlung der Speisröhrenschleimhaut kann trotz säurehemmender Medikamente weitergehen. Denn der Rückfluss findet ja nach wie vor statt – nur sauer ist er dank der Behandlung nicht mehr und daher weniger aggressiv. Doch er kann Galle enthalten und andere Stoffe, die die Speiseröhrenschleimhaut weiter reizen.

Therapie

Es gibt prinzipiell drei Ansatzpunkte, etwas gegen die Reflux-Krankheit zu tun:

- säurehemmende Medikamente,
- Anpassung des Lebensstils (siehe Kapitel „Magenfreundlich leben", Seite 103),
- Operation.

Früher wurde quasi als erster „Behandlungsschritt" eine Änderung des Lebensstils „verordnet". Doch heute gilt es als veraltet, allein mit Lebensstiländerungen eine Besserung der Beschwerden erreichen zu wollen. Verhaltensänderungen sind ein wesentlicher Teil der Therapie, aber keine Voraussetzung für die Verabreichung von Medikamenten.

Heute stehen sehr wirksame und gut verträgliche säurehemmende Medikamente zur Behandlung der Reflux-Krankheit zur Verfügung. Nach wie vor ist es bis auf Ausnahmen aber lediglich möglich, die Symptome zu lindern oder zu beseitigen, nicht aber die unmittelbare Ursache der Beschwerden – die Funktionsstörung des Ösophagus-Sphinkter. Welche Medikamente in welcher Dosis für einen bestimmten Patienten am besten geeignet sind, hängt von vielen individuellen Faktoren ab. Das Maß der Dinge ist der Patient und weniger das Stadium der Erkrankung. Dieses kann – sofern eine Gastroskopie durchgeführt wurde beziehungsweise durchgeführt werden musste – zwar als Richtlinie für die Auswahl und Dosierung der Medikamente dienen. Doch sehr häufig hat das Ausmaß der Beschwerden ja nur wenig mit dem Stadium der Erkrankung zu tun. Patienten mit keinen oder leichten Schädigungen der Speiseröhrenschleimhaut können extrem starke Beschwerden haben. Umgekehrt kommt es vor, dass ausgeprägte Gewebeveränderungen in der Speiseröhre kaum Symptome hervorrufen.

Die Therapie der Reflux-Krankheit soll längerfristig angelegt sein, egal, ob Schädigungen der Speiseröhren-Schleimhaut vorliegen oder nicht. Wenn die Medikamente abgesetzt und womöglich „refluxfördernde“ Lebensgewohnheiten wieder aufgenommen werden, kommt es sehr leicht zu Rückfällen.

Die Therapie soll langfristig angelegt werden.

Akutbehandlung

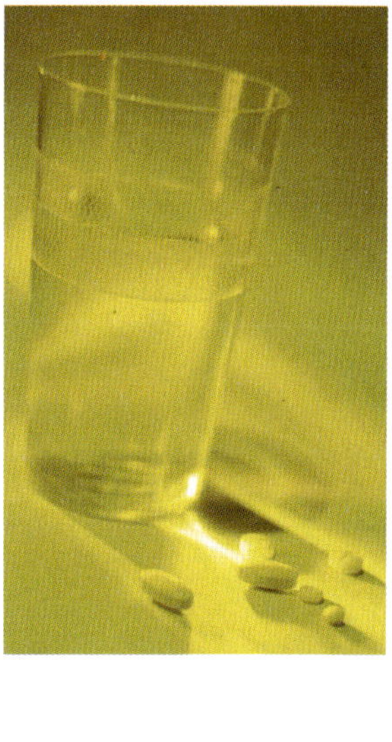

Bei Beschwerden, die auf eine säurebedingte Erkrankung von Magen, Speiseröhre oder Zwölffingerdarm hinweisen, aber keine Gastroskopie notwendig erscheint, wird sofort eine Akuttherapie mit Medikamenten durchgeführt. Diese auf einen bestimmten Zeitraum ausgelegte Therapie wird auch als „Probetherapie“ bezeichnet. Bessern sich die Symptome, hat sich der Verdacht bestätigt und die Behandlung steht fest. Bessern sich die Symptome nicht, wird der Arzt weitere Untersuchungen veranlassen.

Mit Hilfe einer Probetherapie kann auch geklärt werden, ob möglicherweise refluxassoziierte Beschwerden jenseits der Speiseröhre tatsächlich mit der Magensäure am falschen Platz zu tun haben. Bessern sich Asthma, chronischer Husten oder Brustschmerzen, gilt der Zusammenhang mit Reflux als erwiesen.

Für die Akut- bzw. Probetherapie bei Reflux-Beschwerden gelten heute Protonenpumpenhemmer (PPI) als Mittel der Wahl

- **Ohne Gastroskopie:** PPI in Standarddosis zwei Wochen lang.
  Die „Standarddosis“ von Protonenpumpenhemmern ist unterschiedlich, weil die Präparate verschieden aufgebaut sind.

- **Mit Gastroskopie und dabei diagnostizierten entzündlichen Veränderungen der Speiseröhre:**
  Für die Stadien 1 und 2: PPI in Standarddosis 4 bis 8 Wochen.
  Für die Stadien 3 und 4: PPI in Standarddosis 12 Wochen.

- **Bei Barrett-Ösophagus:** Bei einem Barrett-Ösophagus entspricht die Akutbehandlung auch der Langzeitbehandlung: PPI in Standarddosis. Das ist die übliche Vorgangsweise, die jedoch nur bei Vorliegen einer „Symptomatischen Reflux-Krankheit“ – also Beschwerden, aber keine endoskopisch nachweisbaren Schleimhautschäden – durch Studien abgesichert ist. PPIs für beschwerdefreie Patienten mit Barrett-Ösophagus entsprechen streng genommen nicht der Evidence-Based-Medizin (abgesichertes medizinisches Wissen), werden aus Gründen der Sicherheit aber eingesetzt.

Mit der „Step-down“-Strategie bessern sich die Symptome oft innerhalb weniger Tage.

Bei der Akuttherapie – also den ersten medikamentösen Maßnahmen – hat sich in den vergangenen Jahren die so genannte „Step-down“-Strategie als die beste erwiesen. Das heißt, man beginnt mit einer eher höheren Dosis der Medikamente und verringert sie dann schrittweise bis zu einer Menge, die zur Beseitigung der Beschwerden gerade ausreicht. Auf diesem Weg stellt sich die Besserung schneller ein, als wenn man mit einer geringen Dosis beginnt und sie bis zur Beschwerdefreiheit erhöht („Step-up“-Strategie). Meist bessern sich die Symptome innerhalb weniger Tage. Da sie aber recht unregelmäßig auftreten können, kann eine sichere Aussage erst nach einiger Zeit getroffen werden. Die Erfolgsrate bei diesem Vorgehen ist hoch: Nach vier bis acht Wochen haben rund 90 Prozent der Patienten keine Beschwerden mehr. Entzündungen heilen im Allgemeinen ab.

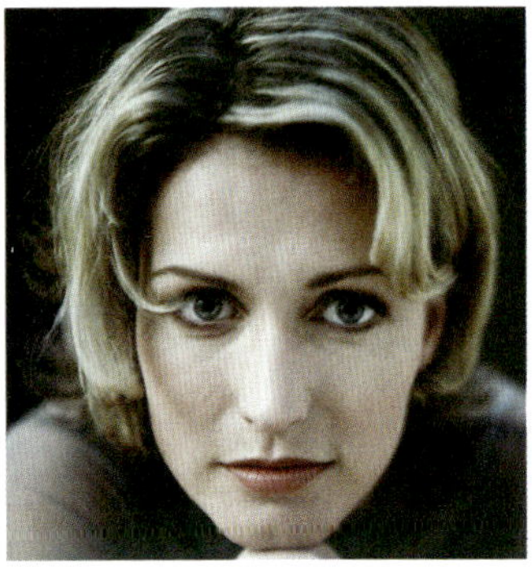

Bessern sich die Beschwerden nach zwei Wochen nicht, ist eine Gastroskopie notwendig. Das gilt auch für den Fall, dass Komplikationen auftreten beziehungsweise Alarmsymptome vorliegen (siehe Seite 18). Wenn ein Patient auf die Therapie gar nicht anspricht, könnten auch andere Organe im Bauchraum an der Entstehung der Beschwerden beteiligt sein. Um die Ursache herauszufinden, kommen Untersuchungen wie Ultraschall, Computertomografie oder Kernspintomografie in Frage.

Langzeitbehandlung

Das große Problem bei der Reflux-Krankheit ist ihre chronische Natur. Wenn nämlich die Behandlung nach der Akuttherapie nicht fortgesetzt wird, sehen sich fast alle Patienten innerhalb eines Jahres neuerlich mit Reflux-Beschwerden konfrontiert. Daher raten Ärzte dringend zu einer Langzeitbehandlung. Dabei gibt es drei Möglichkeiten:

Das große Problem bei der Reflux-Krankheit ist ihre chronische Natur.

- **1. Dauertherapie:** Die Medikamente in der geringsten bei der Akuttherapie verwendeten Dosis, das ist meist die halbe Standarddosis, als Dauertherapie weiter einnehmen.
- **2. Intermittierende Therapie:** Wenn Beschwerden auftreten, die Medikamente einen festgelegten Zeitraum in der Standarddosis einnehmen.
- **3. Bei-Bedarf-Therapie (On-demand-Therapie):** Man nimmt Medikamente nur bei Beschwerden und nur so lange, bis die Beschwerden beseitigt sind. Wissenschaftlich gesichert ist diese Variante jedoch nur bei der Symptomatischen Reflux-Krankheit. Sie ist auf jeden Fall sehr „patientenfreundlich“ und verursacht die geringsten Kosten. Der Medikamentenverbrauch von PPI zum Beispiel sinkt dabei um bis zu zwei Drittel.

Protonenpumpenhemmer sind die wichtigste Wirkstoffgruppe und Mittel der Wahl zur Behandlung der Reflux-Krankheit. H_2-Blocker eignen sich höchstens zur Ergänzung als „erster Schritt“. Die Wirkung tritt bei H_2-Blockern nämlich rascher ein, hält aber auch weniger lange an. H_2-Blocker werden auch eingesetzt, um die so genannten Säuredurchbrüche in der Nacht zu mildern. Allerdings gibt es bei diesen Medikamenten ein Problem: nach zwei bis drei Wochen lässt die Wirkung deutlich nach.
Antazida haben auch den Vorteil, rasch zu wirken – aber ebenso den Nachteil, dass die Wirkung sehr bald wieder nachlässt. Prokinetika wurden bei Reflux-Beschwerden früher sehr häufig eingesetzt. Heute spielen sie unter anderem wegen möglicher Nebenwirkungen auf das Herz-Kreislauf-System keine große Rolle mehr.

Bei einem Barrett-Ösophagus sollte die Behandlung überhaupt nicht nach dem Bei-Bedarf-Prinzip durchgeführt werden, sondern wie beschrieben – als Dauertherapie mit Protonenpumpenhemmern. Es gibt nämlich Hinweise, dass dadurch das Fortschreiten der Krankheit hintan gehalten werden kann und sich damit unter Umständen das Risiko einer Krebserkrankung verringert.
Zu einer Rückbildung des Zylinderepithels in das normale Plattenepithel kommt es jedoch nur in Ausnahmefällen.
Auf jeden Fall sind bei einem Barrett-Ösophagus regelmäßige Therapiekontrollen mittels Gastroskopie erforderlich. Solange keine möglichen Krebsvorstufen (Dysplasien) auftreten, genügt eine Kontrolle alle drei Jahre. Finden sich Zelltypen aus Vorstufen eines Karzinoms, müssen die Abstände zwischen den Kontrollen je nach Stadium verringert werden. Wenn die Krebsvorstufen weit fortgeschritten sind, ist eine endoskopische Operation zur Entfernung der entsprechenden Schleimhautareale sinnvoll.

Wenn Medikamente nicht ausreichend helfen, bringt auch eine Operation so gut wie nie Besserung.

Operation

Es müssen schon gute Gründe vorliegen, dass die Reflux-Krankheit eine Operation rechtfertigt. Schließlich ist jede Operation eine nicht zu vernachlässigende Belastung für den Körper. Außerdem liegen die Ursachen für Beschwerden im Verdauungstrakt ja nicht immer nur im körperlichen Bereich. Relativ häufig bessern sich durch die Operation zwar die Reflux-Beschwerden, doch andere treten auf. Expertenschätzungen zufolge nimmt nach einer Reflux-Operation jeder Zweite innerhalb von drei Jahren Medikamente gegen funktionelle Magen-Darm-Beschwerden ein.
Außerdem fällt eines der naheliegendsten Motive für eine Operation praktisch weg: Wenn nämlich die Medikamente nicht ausreichend helfen, dann bringt auch eine Operation so gut wie nie Besserung.
„Gute Gründe“ für eine Operation sind:

- Jugendliches Alter.
- Es wird eine sehr hohe Dosis an Medikamenten benötigt – und sie greifen gut an.
- Der Betreffende zieht eine Operation ausdrücklich vor.
- Große Mengen von Reflux („Volumenreflux“).
- Unter Umständen bei Reflux-Folgeerscheinungen wie Asthma oder chronischer Heiserkeit.

Vor der Operation werden neben der Gastroskopie weitere Untersuchungen durchgeführt, vor allem eine 24-Stunden-pH-Metrie und eine Manometrie.
Bei einer Antireflux-Operation wird die Schwäche der Magenschließmuskel ausgeglichen und so der Magenverschluss wieder funktionsfähig gemacht. Die wichtigste Methode ist die so genannte Fundoplicatio, wobei der Zugang meist minimal-invasiv über eine Bauchspiegelung (Laparoskopie) erfolgt. Bei der Fundoplicatio wird der oberste Teil des Magens wie eine Manschette um die Speiseröhre gelegt. Der Übergang in den Magen wird dadurch enger und ist leichter zu schließen. Eine Fundoplicatio erfordert eine eigene Operationstechnik und sollte daher in spezialisierten Zentren durchgeführt werden.
In den vergangenen Jahren sind auch einige endoskopische Techniken zur Therapie der Reflux-Krankheit entwickelt worden. Die Ergebnisse der dazu durchgeführten wissenschaftlichen Studien sind aber noch sehr widersprüchlich. Diese Verfahren werden derzeit daher fast ausschließlich im Rahmen wissenschaftlicher Studien angewandt.

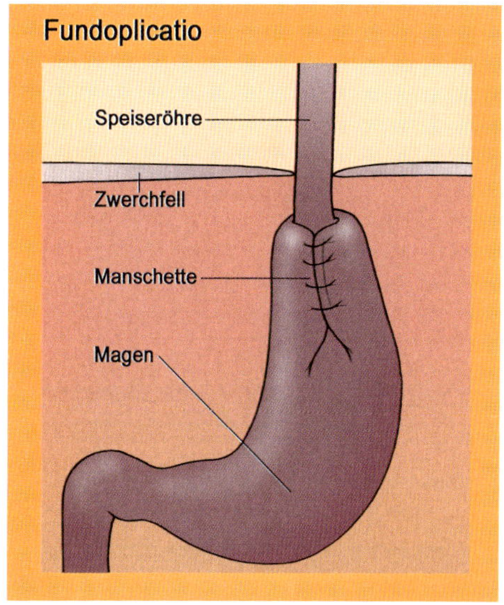

Der obere Teil des Magens wird wie eine Manschette über die Speiseröhre gelegt.

Vorbeugung

Vorbeugende Maßnahmen im engeren Sinn gibt es gegen die Reflux-Krankheit keine. Doch durch die Vermeidung von Übergewicht und nachteiligen Ernährungsgewohnheiten würden sich viele Erkrankungsfälle vermeiden lassen – auch durch den Verzicht auf Zigaretten & Co.

Reflux und seine Folgen jenseits der Speiseröhre

Es gibt zahlreiche und – wie man heute weiß –, sehr weit verbreitete Folgen der Reflux-Krankheit, die sich jenseits der Speiseröhre manifestieren. Dabei können vorhandene Krankheiten verschlimmert oder neue ausgelöst werden.

ORGAN	SYMPTOM
Bronchien/Lunge	chronischer Reizhusten, chronische Bronchitis Asthma, wiederholte Lungenentzündungen Lungenfibrose (Vernarbung von Lungengewebe)
Hals-Nasen-Ohren-Bereich	chronische Heiserkeit, Kehlkopfentzündung Stimmband-Geschwüre, Rachenentzündung Globusgefühl („es steckt etwas im Rachen“)
Mund	Geschwüre, Zahnschäden
Brustkorb	nicht zuordenbare Schmerzen

Asthma

Besonders häufige Folgeerscheinungen der Reflux-Krankheit sind Lungen- und Bronchienerkrankungen. Reflux-Patienten leiden aber auch relativ häufig unter Asthma, chronischem Husten oder wiederkehrenden Lungenentzündungen. Asthma fällt dabei besonders ins Gewicht. Das ist aber noch zu wenig bekannt. Eine Umfrage unter Asthmapatienten in einem Wiener Krankenhaus hat zum Beispiel ergeben, dass nur wenige von ihrem Arzt nach Reflux gefragt worden sind.

Reflux-Patienten leiden relativ häufig unter Asthma.

- Bei jedem dritten erwachsenen Asthma-Patienten spielt eine Reflux-Krankheit eine entscheidende Rolle – entweder als Ursache des Asthmas oder als Verstärker der Beschwerden.
- Insgesamt wird jeder dritte bis vierte Asthma-Schub von Reflux ausgelöst oder mitbedingt.
- Eine Reflux-Krankheit erhöht das Asthma-Risiko deutlich.
- Bei rund 30 Prozent der Asthma-Patienten kann mit Protonenpumpenhemmern eine deutliche Linderung der Asthma-Beschwerden erzielt werden.

Es gibt Hinweise, die nahe legen, dass Asthma durch eine Reflux-Krankheit zumindest mitbedingt ist. Dazu zählen Auftreten im Erwachsenenalter, Sodbrennen, Asthma-Anfälle besonders in der Nacht (Reflux tritt ja im Liegen verstärkt auf), keine der üblichen Asthma-Therapien führt zum Erfolg.

Besonders nachteilig ist dabei auch der Umstand, dass ausgerechnet Asthmamedikamente die Reflux-Symptome verstärken können. Das bronchienerweiternde Albuterol vermindert einerseits die Spannung des unteren Magenschließ-

muskels und andererseits die Kontraktionsfähigkeit der unteren Speiseröhre. Die bronchienerweiternden Theophylline können Magen-Darm-Beschwerden auslösen und dadurch die Reflux-Beschwerden ebenfalls verstärken.
Wie der Rückfluss von saurem Mageninhalt in die Speiseröhre und Asthma im Detail zusammenhängen, ist noch nicht ganz geklärt. Möglich wäre, dass der Vagus-Nerv dabei eine Rolle spielt. Er könnte durch die Magensäure am falschen Platz gereizt werden, was wiederum zu einer Verengung der Bronchien und damit der Verschlimmerung von Asthma-Symptomen führen könnte. Möglich wäre auch, dass beim Reflux kleine Mengen von Magensäure direkt in die Lunge gelangen und in der Folge Asthmabeschwerden auslösen.
Auf jeden Fall kommt es durch Reflux zu einer verstärkten Ausschüttung des Entzündungsbotenstoffes „Substanz P". Auch das ist ein durchaus wahrscheinlicher Verstärker für Asthmabeschwerden.

Wie Reflux und Asthma im Detail zusammenhängen, ist noch nicht ganz geklärt.

Chronischer Reizhusten

Auch bei chronischem Reizhusten besteht sehr häufig ein Zusammenhang mit einer Reflux-Krankheit, nämlich bei jedem dritten Betroffenen. Wird die Speiseröhre durch den Säurerückfluss gereizt, reagieren auch die Nervenbahnen zwischen Speise- und Luftröhre. Die „Hustenfühler" in der Luftröhre interpretieren dies als „Meldung" eines Fremdkörpers und lösen einen Hustenreiz aus.

Nicht kardiale Brustschmerzen

Die Reflux-Krankheit gehört zu den wichtigsten Ursachen für Brustschmerzen, die nicht auf Herz-Kreislauf-Krankheiten zurückgeführt werden können. Wenn also die kardiologische Untersuchung ergebnislos verläuft, kommt mit einiger Wahrscheinlichkeit die Reflux-Krankheit als Auslöser der Beschwerden in Frage. In diesem Fall ist eine Probetherapie sinnvoll, eventuell auch eine Gastroskopie.

DIE FORMEN DER REFLUX-KRANKHEIT UND IHRE HÄUFIGSTEN SPÄTFOLGEN

- ➔ Symptomatische Reflux-Krankheit: Folgeerkrankungen jenseits der Speiseröhre wie Asthma
- ➔ Entzündliche Reflux-Krankheit: Stenose, Ulcus
- ➔ Barrett-Ösophagus: Adenokarzinom

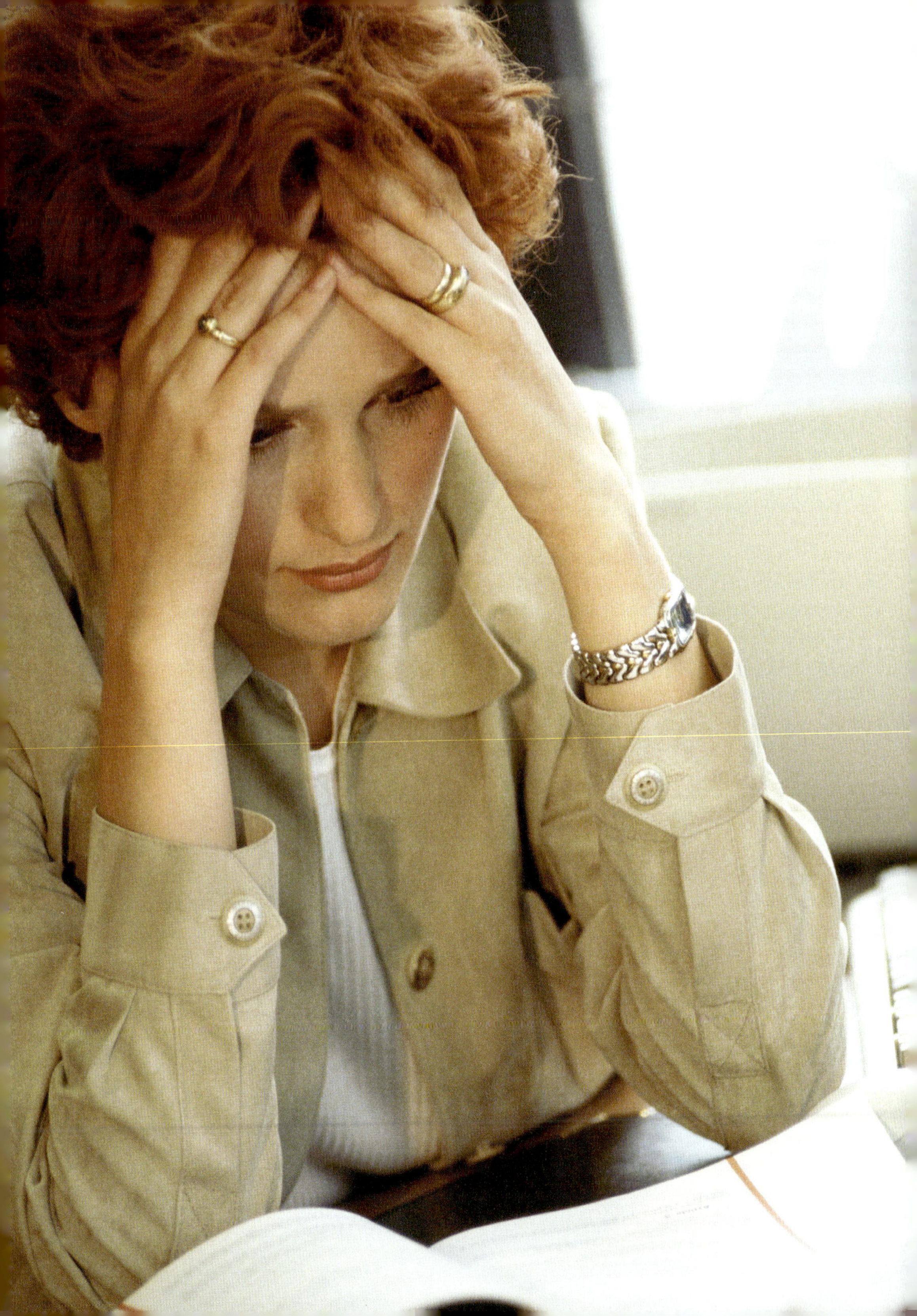

Entzündung

Gastritis

Bei einer Gastritis handelt es sich um eine Entzündung der Magenschleimhaut, die verschiedene Ursachen haben kann und häufig beträchtliche Beschwerden verursacht. Oft heilt sie innerhalb kurzer Zeit von selbst wieder ab. Eine Gastritis kann aber auch chronisch werden und/oder als Wegbereiter eines Magengeschwürs fungieren.

In den westlichen Industrieländern ist die Gastritis weit verbreitet. Die Häufigkeit nimmt mit dem Alter zu. Bei den 50-Jährigen ist Schätzungen zufolge fast jeder zweite betroffen. In den meisten Fällen klingen die Beschwerden allerdings nach einigen Tagen von selbst wieder ab.

Ursachen

Schädigungen der Magenschleimhaut, die zu einer Entzündung führen, können verschiedene Ursachen haben, daher gibt es verschiedene Arten von Gastritis. Die beiden Haupttypen sind:

- **B-Gastritis:** Sie geht auf eine Infektion mit Helicobacter pylori zurück. Die Infektion beginnt immer im unteren Teil des Magens, im Antrum, und kann dann nach oben fortschreiten. Bei einem kleinen Prozentsatz der Betroffenen kommt es später zu Komplikationen wie zum Beispiel einem Magen- oder Zwölffingerdarmgeschwür. Magenkrebs oder das so genannte MALT-Lymphom als Spätkomplikationen einer Helicobacter-Infektion sind selten.
- **C-Gastritis:** In diesem Fall sind chemische Substanzen schuld an dem Problem. Das können Medikamente sein – vor allem die so genannten nicht steroidalen Antirheumatika (NSARs), Alkohol oder Gallenflüssigkeit, die aus dem Zwölffingerdarm in den Magen gelangt.

Auch Morbus Crohn kann eine Gastritis auslösen.

Es gibt noch weitere Arten der Gastritis, die jedoch allesamt selten sind. Dazu gehört die Autoimmun-Gastritis, auch **A-Gastritis** genannt. Dabei kommt es zur Bildung von Antikörpern gegen die Belegzellen der Magenschleimhaut und gegen den Intrinsic Factor, der für die Aufnahme von Vitamin B_{12} notwendig ist. Sie betrifft vor allem den oberen Teil des Magens. Weiters kann eine Gastritis auch durch Morbus Crohn hervorgerufen werden, das ist eine chronische Darmentzündung bisher unbekannter Ursache, oder durch eine Vergrößerung der inneren Magenwand (Riesenfaltengastritis). Auch Tuberkulose oder Sarkoidose können eine Gastritis hervorrufen.

Symptome

Während eine chronische Gastritis unbemerkt bleiben oder sich durch unspezifische Symptome wie Völlegefühl, Übelkeit, Oberbauchschmerzen und Blähungen äußern kann, fällt eine akute Gastritis mehr auf: heftige Schmerzen im Oberbauch, häufig auch durch plötzlich einsetzende Übelkeit, Erbrechen und anhaltende Appetitlosigkeit. Dabei können Magenblutungen auftreten, die sich durch dunkles Erbrochenes oder schwarz gefärbten Stuhl bemerkbar machen können.

Eine Infektion mit Helicobacter pylori führt zu einer akuten Gastritis, die immer chronisch wird. Akut wird ziemlich sicher auch eine Gastritis sein, die durch größere Mengen hochprozentiger Alkoholika ausgelöst wurde. Ob diese dann chronisch wird, hängt davon ab, ob der Alkoholkonsum im Übermaß weitergeht oder nicht. Die Einnahme von NSAR kann eine akute Gastritis verursachen, die auch zu Blutungen führen kann. Bei langfristiger Einnahme von NSAR kann die Entwicklung einer chronischen Gastritis die Folge sein.

Diagnose

Abgesehen von den Symptomen und der Klärung von Lebensgewohnheiten wie Einnahme von Schmerzmitteln oder Alkoholkonsums, besitzt die Gastroskopie die größte Bedeutung zur Klärung der Frage, ob eine Gastritis vorliegt oder nicht. Eine definitive Diagnose kann dabei meist erst nach einer histologischen Untersuchung von Gewebeproben gestellt werden.
Bei Verdacht auf eine Helicobacter-Infektion werden die entsprechenden Untersuchungen durchgeführt (siehe Kapitel „Diagnose“).

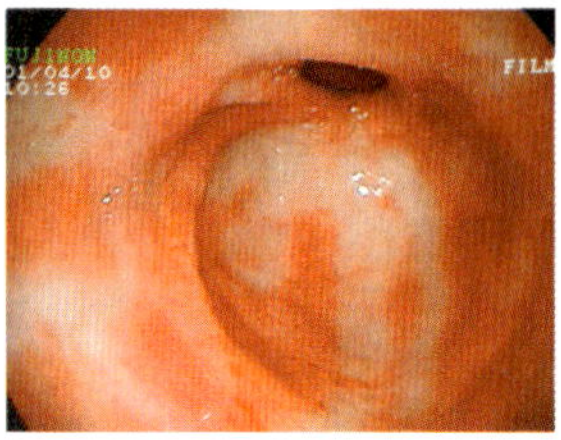

So kann eine Gastritis bei der Gastroskopie aussehen.

Therapie

Eine C-Gastritis vergeht in vielen Fällen wieder von selbst, wenn der Auslöser wegfällt. Das bedeutet meist einen Verzicht auf nicht steroidale Antirheumatika oder, wenn das nicht möglich ist, die Einnahme eines Magenschutzpräparats. Bei einer durch Helicobacter hervorgerufenen Gastritis ist eine Eradikationstherapie die Methode der Wahl (siehe Seite 84).
Vor allem bei einer akuten Gastritis ist die Einnahme säurehemmender Medikamente sinnvoll, um die Beschwerden sofort zu lindern. Bei sehr stark ausgeprägten Symptomen und erst recht bei Magenblutungen sind die am wirksamsten Präparate, also Protonenpumpenhemmer, angezeigt.

Vorbeugung

Einer C-Gastritis kann man durch Änderung der entsprechenden Lebensgewohnheiten sehr gut vorbeugen, wobei an erster Stelle der Verzicht auf nicht steroidale Antirheumatika steht. Sollte das nicht möglich sein, empfiehlt sich unbedingt die Einnahme eines Magenschutzpräparats.
Vorbeugende Maßnahmen gegen eine durch Helicobacter hervorgerufene Gastritis gibt es – abgesehen von ausreichender Hygiene – keine.

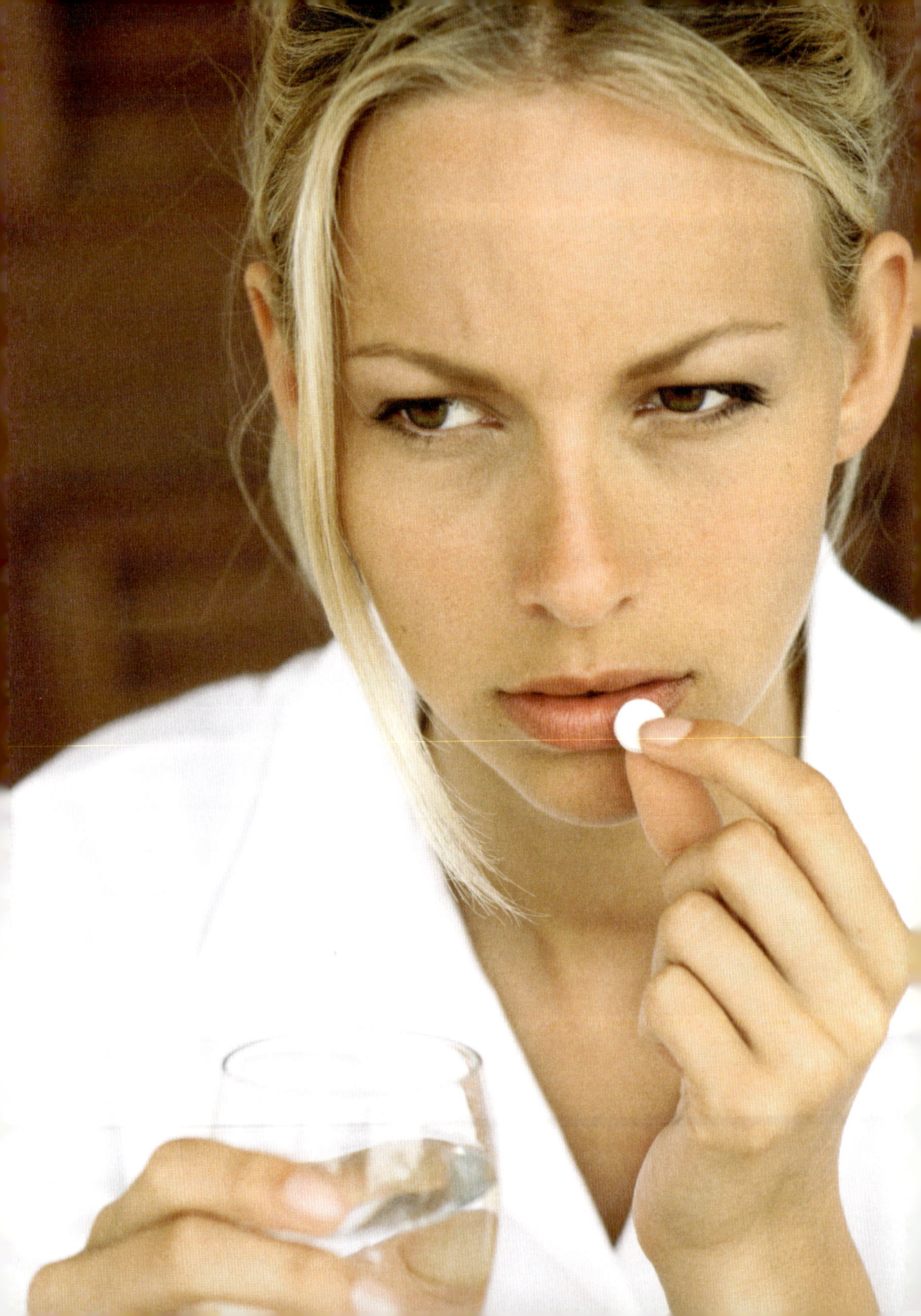

Geschwüre

Magengeschwür/ Zwölffinger-darmgeschwür

(ULCUS VENTRICULI / ULCUS DUODENI)

Es gibt zwei Hauptursachen für die Entstehung von Geschwüren im Magen und im Zwölffingerdarm: das Bakterium Helicobacter pylori und die Einnahme von Schmerzmitteln des Typs nicht steroidale Antirheumatika. Damit gibt es auch zwei völlig unterschiedliche Ansätze für die Behandlung dieser zwar gutartigen, aber mitunter sehr schmerzhaften Erkrankungen.

Obwohl Magen- und Zwölffingerdarmgeschwüre bei uns heute nicht mehr so oft vorkommen wie früher, zählen sie noch immer zu den häufigsten Erkrankungen des Magen-Darm-Trakts. Der Zwölffingerdarm ist etwas häufiger betroffen als der Magen. Insgesamt dürfte etwa jeder zwanzigste Erwachsene in Mitteleuropa mindestens einmal im Leben ein Magen- oder Zwölffingerdarmgeschwür entwickeln.

Magengeschwüre betreffen Frauen und Männer annähernd gleich häufig. Zwölffingerdarmgeschwüre hingegen sind bei Männern doppelt so oft anzutreffen. Magen- und Zwölffingerdarmgeschwüre, die durch Helicobacter oder NSAR verursacht worden sind, haben nicht nur die Ursachen gemeinsam. Auch die Symptome und die möglichen Komplikationen sind im Wesentlichen gleich.

Magengeschwüre betreffen Frauen wie Männer gleich häufig.

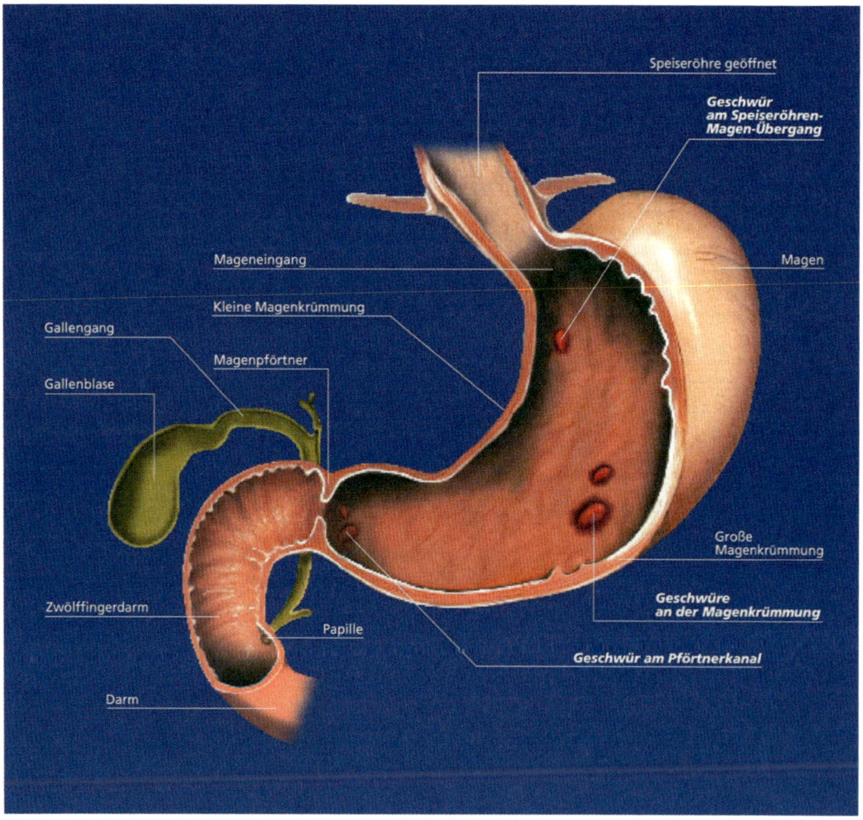

Das gilt auch für die Behandlung. Bei beiden Geschwüren handelt es sich um gutartige Veränderungen, die nicht in Krebs ausarten. Doch auch Magenkrebs kann wie ein Magengeschwür aussehen. Daher muss jedes Magengeschwür durch die Entnahme von Gewebeproben abgeklärt werden, um sicher zu gehen, dass es sich nicht um Magenkrebs handelt. Im Zwölffingerdarm kommen Karzinome so gut wie nie vor. Trotz ihrer „Gutartigkeit" können Magen- und Zwölffingerdarmgeschwüre äußerst schmerzhaft sein und schwerwiegende Komplikationen verursachen.

Komplikationen

Wenn ein Magen- oder Zwölffingerdarmgeschwür nicht behandelt oder nicht ausreichend behandelt wird, können sich gefährliche und unter Umständen lebensbedrohliche Komplikationen einstellen.
Die beiden wichtigsten sind:

- Blutungen und
- Durchbruch in die Bauchhöhle (Perforation).

Blutungen

Da es im Verlauf der Entzündung und Geschwürbildung auch zu einem Zerfall eines Teils der Wand des Organs kommt, können auch Blutungen auftreten. Leichte Sickerblutungen können eine ganze Weile unbemerkt bleiben. Die damit einhergehende allgemeine Abgeschlagenheit, Blässe oder Blutarmut wird manchmal nicht sofort mit dem Magen oder dem Zwölffingerdarm in Verbindung gebracht – vor allem dann, wenn bei dem Betreffenden noch kein Geschwür diagnostiziert worden ist. Sind die Blutungen stärker, kann es zu blutigem Erbrechen kommen. Der Stuhl ist dunkel und blutig („Teerstuhl"). Plötzliche, starke Blutungen färben den Stuhl hellrot, verursachen oft auch Erbrechen und einen Schock.
Beim geringsten Verdacht auf Blutungen aus dem Magen-Darm-Trakt muss sofort ein Arzt aufgesucht werden.
Bei Verdacht auf eine Blutung wird eine Gastroskopie durchgeführt, um die Blutung zu lokalisieren. Dabei kann die Blutung meist auch gestillt werden. Dazu gibt es verschiedene Techniken, z.B. die Injektion von physiologischer Kochsalzlösung, von Suprarenin oder Fibrinkleber beziehungsweise das

Bei geringstem Verdacht auf Blutung aus dem Magen-Darm-Trakt muss sofort ein Arzt aufgesucht werden.

Abklemmen der blutenden Gefäße. Wenn sich die Blutung mit endoskopischen Techniken nicht stillen lässt, muss operiert werden. Dabei kann das Geschwür entfernt werden, zumindest werden aber die blutenden Gefäße abgebunden.

Durchbruch

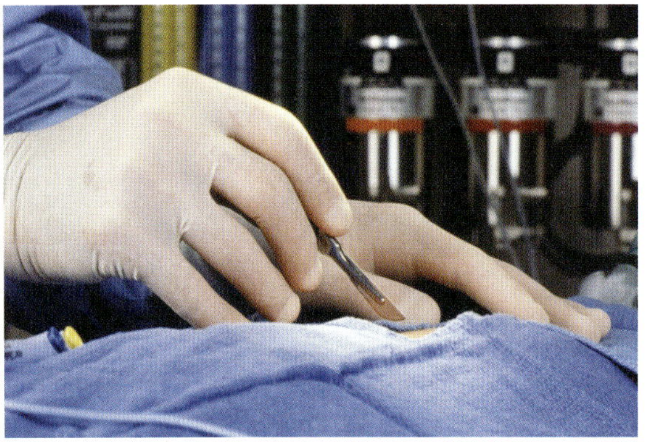

Etwa einer von hundert Ulcus-Patienten erleidet einen Durchbruch. Dabei treten plötzlich heftigste Schmerzen im Oberbauch auf, die sich wie Messerstiche anfühlen und sich in den Rücken ziehen können. In diesem Fall heißt es, unverzüglich die Rettung rufen. Denn durch den Austritt von Magen- oder Darminhalt in den Bauchraum kann es dort zu Entzündungen kommen, die schnell lebensbedrohlich werden.

Bei Magendurchbruch ist eine Operation erforderlich.

Bei Verdacht auf einen Durchbruch wird ein Röntgen gemacht (Abdomen-Leer-Röntgen). Erkennt man dabei Luft im Bauchraum, beweist das den Durchbruch und eine Operation ist notwendig.

Verengung des Magenausgangs

Ein Magengeschwür kann direkt oder über Narbenbildung zu einer Verengung des Magenausgangs führen. Das passiert etwa so häufig wie ein Magendurchbruch, also relativ selten. Typischerweise führt die Verengung des Magenausgangs zu besonders häufigem Erbrechen. Das und die automatische Beschränkung auf kleine Essensportionen führt zu einem deutlichen Gewichtsverlust. Wenn die Ursache im Magengeschwür selbst liegt, stehen die Chancen gut, dass sich das Problem durch eine ausreichende Behandlung desselben lösen lässt. Geht die Engstelle jedoch auf Narben von abgeheilten Geschwüren zurück, ist meist eine endoskopische Ballondilatation notwendig. Dabei wird der Magenausgang gedehnt. Das Risiko einer neuerlichen Verengung ist beträchtlich, sodass nicht selten eine Operation zur Entfernung des störenden Gewebes (Pyloroplastik) erforderlich ist.

Ursachen

Die Entstehung dieser Geschwüre kann man sich in zwei Schritten vorstellen:

- Am Anfang steht eine Vorschädigung der Schleimhaut in Magen (Gastritis) bzw. Zwölffingerdarm. Unter den vielen möglichen Ursachen für so eine Vorschädigung stehen zwei weitaus am häufigsten mit der Bildung von Geschwüren in Verbindung:

  - **Schmerzmittel** aus der Gruppe der nicht steroidalen Antirheumatika (NSAR). Sie wirken mehrfach nachteilig, im Vordergrund steht die Hemmung der Prostaglandin-Synthese. Prostaglandine haben eine schleimhautschützende Funktion.

  - **Das Magenbakterium Helicobacter pylori**, das den Schutz vor der Magensäure schwächt, indem es die Magenwand direkt durch Stoffwechselprodukte und indirekt über die Stimulation der Immunantwort schädigt. Das Magenbakterium beschränkt sich aber nicht ganz auf den Magen – es findet sich auch noch im Anfangsteil des Zwölffingerdarms.

  Andere Ursachen wie Morbus Crohn, Tuberkulose oder das Zollinger-Ellison-Syndrom sind sehr selten.

- Durch die Vorschädigung gelangt Magensäure in die tieferen Schichten der Magenwand und führt dort zu Verätzungen und Entzündungen. Unter bestimmten Bedingungen bilden sich daraufhin Geschwüre. Die Entzündungen dringen immer weiter in die Schichten der Magenwand vor, das Gewebe zerfällt. Dabei entstehen Wunden in der Magenschleimhaut, die einige Millimeter bis mehrere Zentimeter groß sein können. Manchmal findet sich nur eine davon, manchmal sind es mehrere.

Beim Magengeschwür halten sich heute die beiden Hauptursachen (NSAR und Helicobacter) etwa die Waage. Aber noch vor zehn Jahren stellten helicobacter-induzierte Magengeschwüre den Löwenanteil. Deren Rückgang und die Zunahme von NSAR-induzierten Magengeschwüren hat weniger mit dem steigenden Konsum dieser Schmerzmittel zu tun, als vor allem mit der Bekämpfung von Helicobacter pylori durch geeignete Antibiotika.
Beim Zwölffingerdarmgeschwür dürfte Helicobacter auch heute noch eine größere Rolle spielen. Rund 70 Prozent der Fälle gehen darauf zurück.
Nicht jeder, der NSAR einnimmt, bekommt ein Magen- oder Zwölffingerdarm-

geschwür und auch nicht jeder, der helicobacterpositiv ist. Aber welche Bedeutung Geschwüre als „Nebenwirkung" der Einnahme von NSAR haben, zeigt die Tatsache, dass sie bei einem von zehn Patienten auftreten. Nicht immer passiert das erst nach langfristiger Einnahme, wiewohl das Risiko mit der Einnahmedauer natürlich steigt. Manchmal „genügt" aber schon eine Tablette.

Risikofaktoren

Die Entwicklung von Geschwüren in Magen und Zwölffingerdarm wird durch verschiedene Faktoren gefördert. Dazu gehören magensäurefördernde Nahrungs- und Genussmittel wie Alkohol, Koffein oder Nikotin. Auch Stress fördert die Bildung von Magensäure. Die Bedeutung der erblichen Veranlagung ist ebenfalls beträchtlich: Leiden Verwandte darunter, hat man ein deutlich erhöhtes Risiko. Ebenfalls signifikant erhöht ist das Risiko bei Personen mit der Blutgruppe Null.
Mit dem Alter nimmt es generell zu. Anhaltender Rückfluss von gallehaltigem Inhalt des Zwölffingerdarms kann die Entstehung von Magengschwüren fördern.

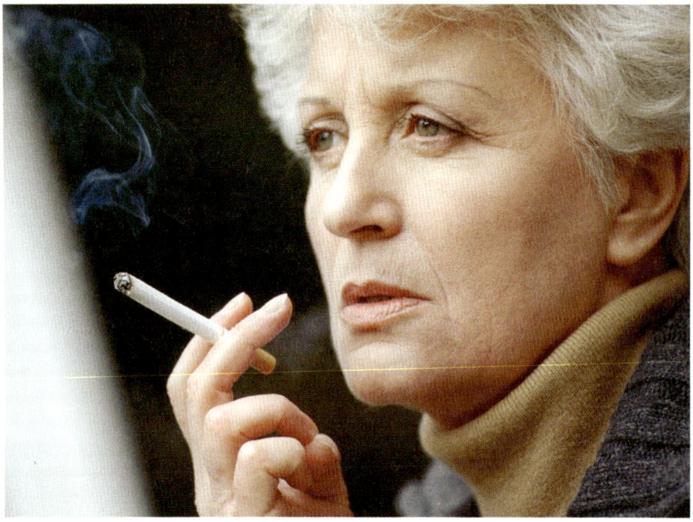

Nikotin zählt zu den magensäurefördernden Genussmitteln.

Es kommt auch darauf an, welchen Stamm von Helicobacter pylori man „erwischt". Manche rufen eher Geschwüre hervor, andere nicht.
Bei langfristiger Einnahme von NSAR kann im Prinzip jeder ein Geschwür bekommen. Es gibt aber einige Risikogruppen, die besonders gefährdet sind. Für diese Risikogruppen ist es unbedingt erforderlich, im Falle einer NSAR-Einnahme vorbeugend auch einen Magenschutz zu nehmen. An erster Stelle stehen dabei Protonenpumpenhemmer. Prostaglandin-Analoga eignen sich ebenfalls.

RISIKOGRUPPEN FÜR NSAR-BEDINGTE GESCHWÜRE

SICHER ERHÖHTES RISIKO	WAHRSCHEINLICH ERHÖHTES RISIKO
Schon durchgemachtes NSAR-bedingtes Geschwür	Infektion mit Helicobacter pylori
Schon durchgemachtes Geschwür anderer Ursache	Vorliegen einer Herzerkrankung
Alter über 60 Jahre	Andere schwere Erkrankungen
Therapie mit blutgerinnungshemmenden Präparaten (Antikoagulantien)	Raucher
Therapie mit Corticosteroiden	Alkoholiker
Hochdosierte NSAR-Therapie	
Gleichzeitige Einnahme mehrerer NSARs	

Symptome

Die Symptome eines Magen- oder Zwölffingerdarmgeschwürs können sehr unterschiedlich sein. Bei manchen Betroffenen bleiben sie überhaupt aus. Vor allem dann, wenn das Geschwür durch NSARs verursacht wird, treten aufgrund der schmerzstillenden Wirkung dieser Medikamente oft lange keine auffallenden Beschwerden auf. Erst beim Auftreten dramatischer Komplikationen wie Blutungen oder Durchbruch wird es bemerkt.

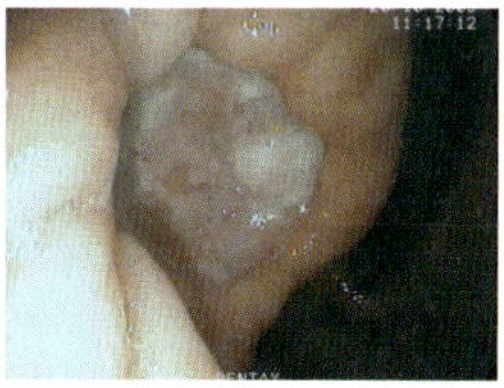

Magengeschwür durch das Gastroskop gesehen.

Als „typisch" können drückende, schneidende oder brennende Schmerzen im oberen Bauchbereich gelten. Solche Beschwerden werden jedoch nicht ausschließlich durch Geschwüre hervorgerufen, sondern können auch mit Erkrankungen anderer Organe im Bauchraum wie Leber, Galle oder Bauchspeicheldrüse zusammenhängen. Sie könnten an Entzündungen der Speiseröhre liegen oder an einem Reizmagen. In der Nacht können die Beschwerden besonders heftig sein.

Manchmal fehlen diese noch relativ leicht dem Magen zuordenbaren Beschwerden und es kommt lediglich zu Übelkeit, Erbrechen oder Appetitmangel.

Häufig besteht eine Abneigung gegen Speisen, die die Säurebildung fördern, also Fettes, Gebratenes, hochprozentiger Alkohol, Wein mit viel Säure, schwarzer Kaffee oder scharfe Gewürze.
In vielen Fällen – aber bei weitem nicht immer – vergehen die Schmerzen nach dem Essen für einige Stunden. Magengeschwüre bilden sich bevorzugt an der rechten Seite der Magenwand (der „kleinen Kurvatur") aus oder am Magenausgang.

Diagnose

An erster Stelle steht die Schilderung der Symptome und der Krankengeschichte. Dabei kann der Arzt erste Hinweise bekommen, welche der beiden Hauptursachen – NSAR und Helicobacter – in vorliegenden Fall mitspielen könnte. Mit Hilfe der Blutanalyse können andere Erkrankungen wie Leber- oder Bauchspeicheldrüsen-Entzündungen ausgeschlossen werden.

Für einen definitiven Nachweis ist eine Gastroskopie erforderlich.

Für einen definitiven Nachweis wird üblicherweise eine Gastroskopie gemacht, um die Schleimhaut auf Geschwüre zu untersuchen. Liegen sehr viele Geschwüre vor, spricht das eher für die ursächliche Beteiligung von NSARs. Zur genaueren Abklärung werden bei der Gastroskopie auch Gewebeproben für einen Urease-Schnelltest und eine histologische Untersuchung entnommen. Damit kann endgültig geklärt werden, ob die Geschwüre auf NSARs oder auf Helicobacter zurückgehen. Die Gastroskopie ist auch deshalb so wichtig, weil dabei krebsverdächtige Schleimhautveränderungen entdeckt werden können. Wenn eine Antibiotikabehandlung gegen Helicobacter erfolglos geblieben ist, dienen Gewebeproben auch zum Anlegen von Bakterienkulturen. Anhand dieser Kulturen kann festgestellt werden, ob und welche Resistenzen vorliegen.

Therapie

Die Therapie eines Magen- oder Zwölffingerdarmgeschwürs muss zwei Aspekte umfassen:

- Die Behandlung mit magensäurehemmenden Medikamenten, vorzugsweise Protonenpumpenhemmern, über 4 bis 8 Wochen. Fällt der Säuredruck weg, heilen Geschwüre prinzipiell besser ab.
- Die Beseitigung der Ursache. Liegt sie in einer Infektion mit dem Magen-

bakterium Helicobacter pylori, geschieht das durch eine entsprechende Antibiotika-Therapie. Liegt sie in der Einnahme von NSAR, wäre es ideal, diese Schmerzmittel durch andere zu ersetzen. Ist das nicht möglich, wie zum Beispiel bei Rheuma, müssen begleitend Protonenpumpenhemmer zur Vorbeugung weiterer Geschwürerkrankungen eingenommen werden.

Auch bei Magen- und Zwölffingerdarmgeschwüren ist die Anpassung des Lebensstils sehr zu empfehlen.
Bei der Therapie von Magen- und Zwölffingerdarmgeschwüren sind in den vergangenen Jahren sehr große Fortschritte erzielt worden. Noch vor nicht allzu langer Zeit hieß es zurecht „einmal Magengeschwür – immer Magengeschwür". Das hat sich gründlich geändert, vor allem, seitdem Helicobacter pylori als eine Hauptursache für Magen- und Zwölffingerdarmgeschwüre identifiziert worden ist. Mit der entsprechenden Antibiotika-Therapie kann heute etwa die Hälfte aller Betroffenen dauerhaft geheilt werden – das entspricht etwa dem Anteil der „Helicobactergeschwüre"(siehe Kapitel „Helicobacter", Seite 82). Bei NSAR-bedingten Geschwüren kann die Behandlung auch heute noch schwierig sein. Doch mit Unterstützung durch säurehemmende Medikamente lassen sich die meisten Geschwüre nach vier bis acht Wochen zur Abheilung bringen.

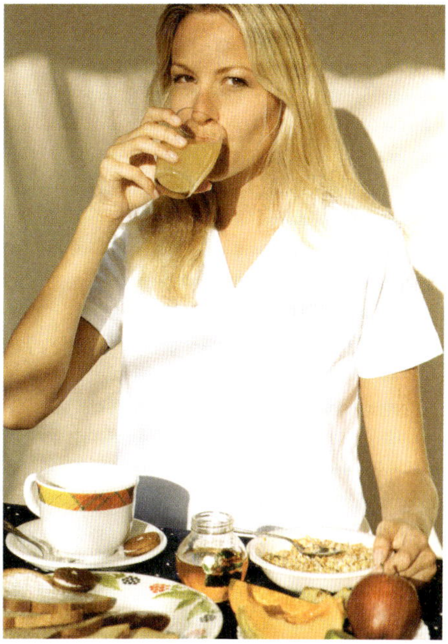

Eine Anpassung des Lebensstils ist empfehlenswert.

Behandlung bei Infektion mit Helicobacter pylori

In diesem Fall steht die Eradikation, also „Ausrottung" des Magenbakteriums immer an erster Stelle. Dabei spielt es keine Rolle, ob es sich um das erste oder ein wiederholtes Geschwür handelt, ob es einfach oder kompliziert ist, akut oder nicht. Im Allgemeinen werden dazu zwei Antibiotika in Kombination mit einem Protonenpumenhemmer eingesetzt. Die Therapie dauert eine Woche und hat eine Erfolgsquote von 90 Prozent. Bei sehr ausgedehnten Geschwüren und/oder Blutungen kann es sinnvoll sein, anschließend weitere vier bis acht Wochen lang Protonenpumpenhemmer einzunehmen.

ZWEI HÄUFIG VERWENDETE THERAPIESCHEMATA ZUR ERADIKATION VON HELICOPACTER PYLORI

Schema 1:	Clarithromycin (Antibiotikum) 2 x 250 mg/Tag Metronidazol (Antibiotikum) 2 x 500 mg/Tag Protonenpumpenhemmer 1 bis 2 x 1 Standarddosis/Tag
Schema 2:	Clarithromycin (Antibiotikum) 2 x 500 mg/Tag Amoxicillin (Antibiotikum) 2 x 1.000 mg/Tag Protonenpumpenhemmer 2 x 1 Standarddosis/Tag

Therapiedauer: jeweils 1 Woche

Vier Wochen nach Ende der Eradikations-Therapie kann zur Erfolgskontrolle ein Atemtest, ein Stuhlantigentest oder eine Gastroskopie mit Biopsieentnahme gemacht werden. Wenn das Magenbakterium ausgerottet werden konnte, bleibt das in nahezu allen Fällen auch so. Es kommt nur selten zu einer neuerlichen Infektion. Wenn der Magen noch immer mit Helicobacter besiedelt ist, liegt das meist an einer falschen Einnahme der Medikamente oder daran, dass die Bakterien gegen eines oder beide Antibiotika resistent geworden sind. Meist betreffen die Resistenzen die Antibiotika Clarithromycin und/oder Metronidazol. Bei einem neuerlichen Eradikationsversuch werden dann andere Antibiotika, zum Beispiel Amoxicillin oder Tetracyclin, eingesetzt.

Behandlung bei NSAR-bedingtem Geschwür

In diesem Fall hängt die Behandlung stark davon ab, ob die NSARs abgesetzt werden können. Und das ist sehr häufig der Fall, denn die meisten Menschen, die diese Schmerzmittel einnehmen, brauchen sie nicht unbedingt. Wenn sie aber doch weiter benötigt werden, sollte – wenn möglich – auf andere, magenschonendere Präparate ausgewichen werden.
Dazu gehören unter anderem die so genannten COX-2-Hemmer, die nur ein relativ geringes Risiko für Geschwüre mit sich bringen. Doch wie sich in der jüngeren Vergangenheit gezeigt hat, können dabei Nebenwirkungen auf das

Herz-Kreislauf-System auftreten. Daher ist man mit der Verschreibung solcher Präparate heute sehr zurückhaltend.
Wenn man auf NSARs verzichten kann, heilt ein einfaches Magengeschwür – also ein Geschwür ohne Blutungen – im Allgemeinen rasch ab. Die besten Voraussetzungen dafür können durch Verzicht auf die NSAR und der gleichzeitigen Einnahme von Protonenpumpenhemmern geschaffen werden. Unerlässlich sind sie dann, wenn die NSAR nicht abgesetzt werden können. Die Protonenpumpenhemmer können die Magensäureproduktion so weit bremsen, dass die säurebedingte Reizung der Magenschleimhaut wegfällt, so dass die Geschwüre abheilen.
Bei einem Magengeschwür wird etwa acht Wochen nach Beginn der Behandlung eine Kontroll-Gastroskopie durchgeführt, um den Heilungserfolg zu überprüfen und gegebenenfalls den Erfolg der Antibiotika-Therapie gegen Helicobacter pylori. Eine Kontroll-Gastroskopie wird auch nach Blutungen oder anderen Komplikationen durchgeführt.
Bei einem Zwölffingerdarmgeschwür reicht eine Kontrolle auf Helicobacter mit zum Beispiel einem C_{13}-Atemtest. Wenn keine Helicobacter-Bakterien mehr vorhanden sind, hat sich das Geschwür sicher auch zurückgebildet.

Vorbeugung

Bei helicobacterbedingten Magengeschwüren sind Medikamente zur Vorbeugung vor Rückfällen nur dann notwendig, wenn mehrfache Eradikationsversuche auf Grund von Resistenzen keinen Erfolg hatten. Eingesetzt werden in diesem Fall Protonenpumpenhemmer.
Patienten mit einem NSAR-Geschwür gehen ein beträchtliches Risiko neuerlicher Magengeschwüre ein, wenn sie nach erfolgreicher Behandlung wieder zu diesen Schmerzmitteln greifen. Ist dies unvermeidbar, wird die gleichzeitige Einnahme von Protonenpumpenhemmern oder Prostaglandin-Analoga (Misoprostol – Präparat: Cyprostol) zur Vorbeugung empfohlen.

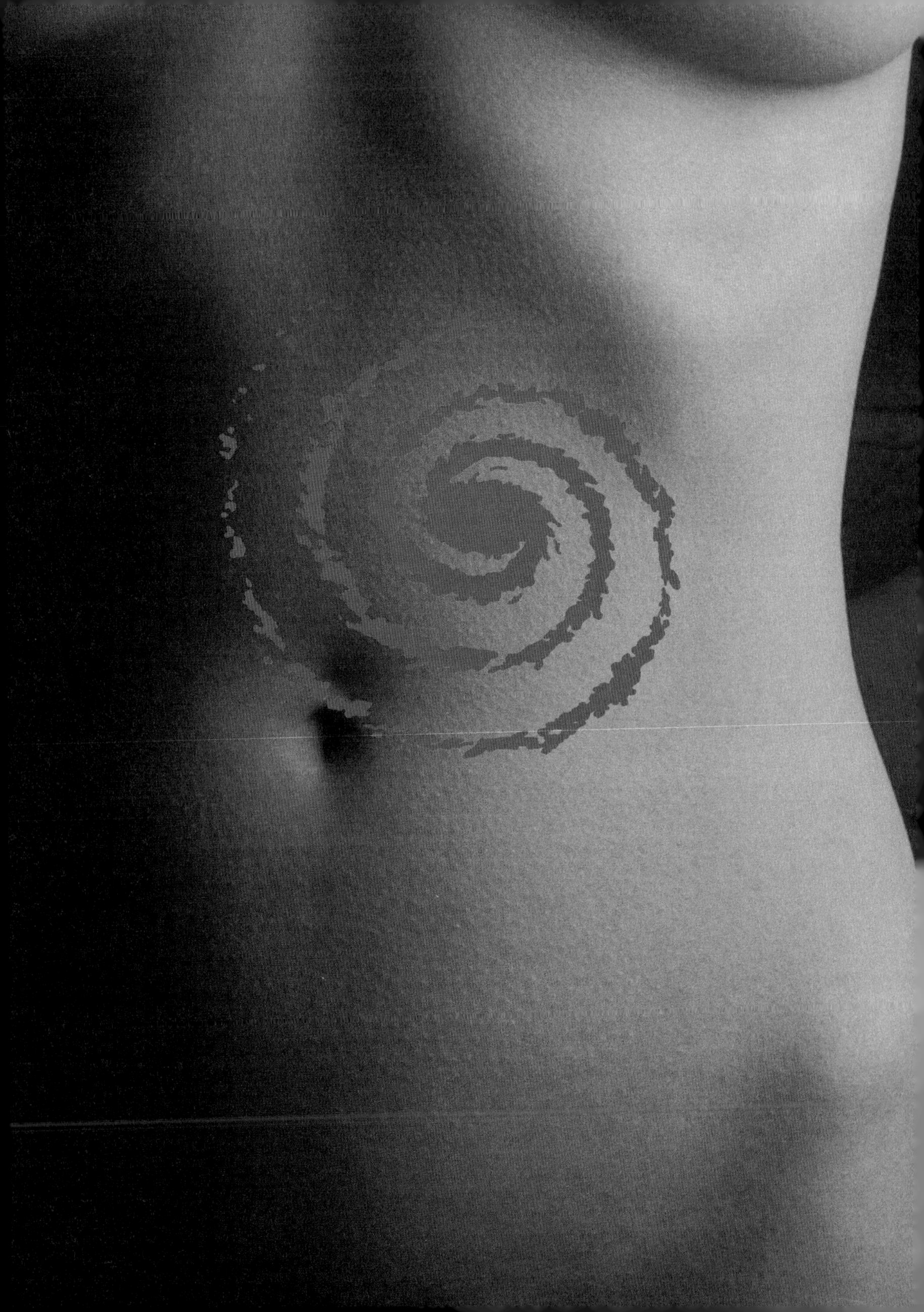

Empfindlich

Reizmagen

FUNKTIONELLE MAGENBESCHWERDEN, FUNKTIONELLE DYSPEPSIE, NERVÖSER MAGEN

Sehr häufig bleibt die Suche nach der Ursache für Beschwerden im Oberbauch ohne eindeutiges Ergebnis auf körperlicher Ebene. Dann lautet die Diagnose „Reizmagen". Die gute Nachricht: Die Krankheit ist nicht gefährlich, obwohl sie beträchtliche Beschwerden verursachen kann. Die schlechte: Man kommt mit der Therapie nicht an die Ursache heran. Die Symptome lassen sich im Allgemeinen jedoch so gut behandeln, dass die Lebensqualität wieder deutlich verbessert werden kann.

Bei einem Großteil der Patienten, die wegen Magenbeschwerden zum Arzt gehen, mündet die Untersuchung in der Diagnose „Reizmagen". Wenn man nun bedenkt, dass nur ein Teil derjenigen, die unter Magenschmerzen, Druckgefühl oder Krämpfen leiden, überhaupt einen Arzt aufsuchen – Schätzungen zufolge etwa jeder Dritte – wird deutlich, wie weit verbreitet das Problem ist. Bei Jugendlichen und jungen Erwachsenen mit „Magenbeschwerden" ist dies sogar das vorherrschende Krankheitsbild im oberen Bauchbereich. Frauen sind etwa doppelt so häufig betroffen wie Männer.
Insgesamt leiden in den westlichen Industrieländern etwa 10 bis 30 Prozent der Bevölkerung unter Beschwerden, die dem Reizmagen zuzuordnen sind – eine „funktionelle Störung", wie Mediziner sagen. Die Angaben zur Häufigkeit weichen in den einzelnen Studien stark voneinander ab. Das hat unter anderem damit zu tun, dass die Untersuchungen in verschiedenen Ländern durchgeführt worden sind, wo je nach kulturellem Hintergrund die einzelnen Symptome nicht nur unterschiedlich beschrieben, sondern auch unterschiedlich bewertet werden.
Der wissenschaftlichen Definition und internationalen Richtlinien zufolge spricht man dann von einem „Reizmagen", wenn die Beschwerden längere Zeit anhalten und zwar mindestens drei Monate. Es handelt sich um ein ernst zu nehmendes Krankheitsbild, auch wenn mit den derzeit zur Verfügung stehenden diagnostischen Mitteln keine Ursachen feststellbar sind. Die Beschwerden beeinträchtigen und stören den Lebensalltag oft in einem solchen Ausmaß, dass daraus eine empfindliche Einschränkung der Lebensqualität resultiert.

Ursachen

Auch wenn sich bei einem Reizmagen keine der bekannten Erkrankungen des Magen-Darm-Trakts feststellen lässt, so gibt es doch Hinweise auf organische Ursachen, die aber noch weiter untersucht und erforscht werden müssen. In vielen Fällen dürften die Beschwerden auf ein Zusammenwirken von diesen noch nicht ganz geklärten organischen Ursachen und psychischen Faktoren zurückgehen.
Es gibt Hinweise, dass möglicherweise gestörte Bewegungsabläufe der Magen-Darm-Muskulatur eine Rolle spielen. Bei manchen Patienten dürfte der Magen übermäßig schmerzempfindlich sein. Das betrifft auch die Empfindlichkeit gegenüber Magensäure. Mehrere Untersuchungen haben gezeigt, dass zum Bei-

spiel eine geringe Menge Luft im Magen, die ansonsten lediglich ein leichtes Druckgefühl hervorruft, bei Reizmagen-Patienten starke Schmerzen verursacht. Auch Störungen der Magensäurebildung könnten zu den Beschwerden beitragen. Außerdem scheint sich bei Betroffenen die Nahrung im Magen auf eine unübliche Art und Weise zu verteilen.
Bei einem Teil der Betroffenen dürfte auch das Magenbakterium Helicobacter pylori mitspielen. Allerdings führt eine Eradikations-Therapie nur bei etwa 10 Prozent zu einer Besserung der Beschwerden.

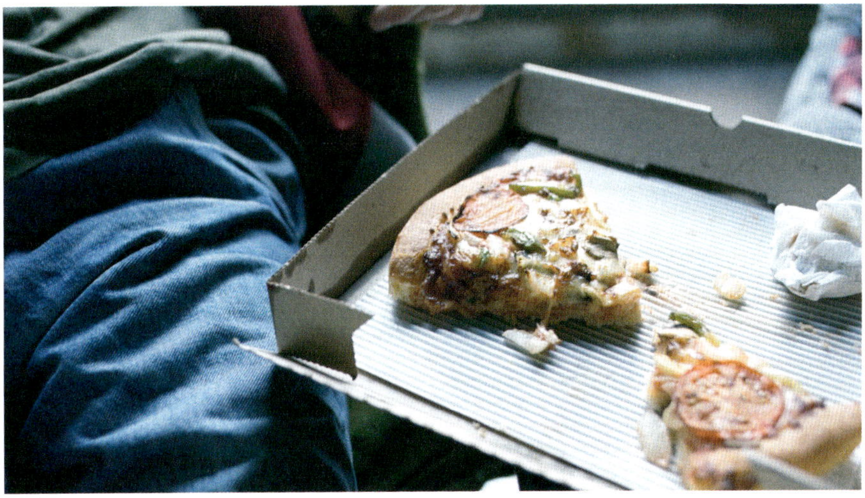

Auch fette Speisen und scharfe Gewürze können die Ursache für Reizmagen sein.

Auch Nahrungsmittelunverträglichkeiten kommen als Ursache in Frage. Das betrifft einerseits Nahrungsmittel mit einem „reizenden“ Potenzial wie Kaffee, hochprozentiger Alkohol, fette Speisen und scharfe Gewürze. Andererseits können die Beschwerden offenbar auch durch Unverträglichkeiten gegenüber Milch und Milchprodukten, Eiern und gewissen Obstsorten hervorgerufen werden.
Bei manchen Patienten können die Beschwerden durch Konflikte, Ängste oder Depressionen verstärkt oder gar ausgelöst werden. Auch Stress kommt prinzipiell als Ursache in Frage, ist jedoch bei weitem nicht so häufig wie vermutet. Tatsache ist jedenfalls, dass Stimmungslagen wie Angst, Unruhe oder Anspannung die Bewegungsmuster der Magenmuskulatur verändern. Alles in allem könnte der Reizmagen eine psychosomatische Komponente haben. Schließlich mischt die Seele ja bei vielen Krankheiten mit. Wissenschaftliche Daten weisen

darauf hin, dass Reizmagen-Patienten überdurchschnittlich häufig mit schwerwiegenden Belastungen oder bedrohlichen Lebenssituationen konfrontiert sein könnten.
Die mögliche Beteiligung seelischer Faktoren bei der Entstehung eines Reizmagens reicht aber nicht aus, um einen „Typ“ des Magenkranken zu definieren. Dazu sind auch die in Frage kommenden seelischen Umstände zu vielfältig. Interessant ist aber auf jeden Fall das Ergebnis einer wissenschaftlichen Studie: Placebos, also Scheinmedikamente, hatten bei funktioneller Dyspepsie eine Erfolgsquote von 60 Prozent.

Symptome

Die „typischen“ Symptome sind verfrühtes Völlegefühl, Magenschmerzen, Druck im Magen, Krämpfe.
Je nach den vorherrschenden Symptomen lassen sich Reizmagen-Patienten bestimmten Gruppen zuordnen:

- Zum einen ulcusähnliche Symptome mit Schmerzen und Druckgefühl im Oberbauch als wichtigstes Merkmal. Nach dem Essen bessern sich die Beschwerden.
- Zum anderen Symptome, die ähnlich wie bei Bewegungsstörungen im Magen-Darm-Trakt sind: Völlegefühl, verfrühtes Sättigungsgefühl, Übelkeit und Erbrechen.
- Schließlich kommt es relativ häufig auch zu Sodbrennen, saurem Aufstoßen und Schmerzen im Oberbauch.

Wann die Beschwerden auftreten, kann recht verschieden sein. Nicht selten sind sie nach dem Essen am heftigsten, sie können aber auch bei leerem Magen auftreten, bei Tag oder bei Nacht.
Relativ viele Patienten berichten auch von allgemeinen Störungen der Befindlichkeit wie zum Beispiel Nervosität, Schlafstörungen, Konzentrationsschwäche und Müdigkeit. Weiters kommen Kopfschmerzen, Schwindel, übermäßiges Schwitzen häufig vor. Vor allem Frauen neigen auch zur „Reizblase“ mit ihrem übermäßig häufigen Bedürfnis nach Entleerung.
Nicht selten leiden die Betroffenen auch unter Darmproblemen, die dem Beschwerdebild „Reizdarm“ entsprechen.

Diagnose

Die Diagnose „Reizmagen“ ist eine so genannte Ausschluss-Diagnose. Das heißt, im Grunde genommen kann sie erst dann gestellt werden, wenn alle Krankheiten, die bei diesen Symptomen in Frage kommen, durch entsprechende Untersuchungen ausgeschlossen worden sind. Allerdings kommen hier sehr viele verschiedene Erkrankungen in Frage, von Magen- und Zwölffingerdarmgeschwüren über Gallen-, Leber- und Bauchspeicheldrüsen-Erkrankungen bis zu Tumoren des oberen Magen-Darm-Trakts. Um all diese ausschließen zu können, müssten sehr viele, sehr aufwändige und teure Untersuchungen durchgeführt werden.

Daher haben sich Experten auf folgendes Vorgehen geeinigt: Wenn die Erfassung der Krankengeschichte (Anamnese), körperliche Untersuchung, Blut- und Stuhlbefunde zu den Symptomen eines „Reizmagen“ passt, keine Alarmsymptome vorliegen und der Patient unter 40 Jahre alt ist, so kann zunächst auf eine Gastroskopie verzichtet und eine Probetherapie eingeleitet werden.

Die Seele mischt bei vielen Krankheiten mit.

Wenn aber Alarmsymptome (siehe Seite 18) vorliegen, dann müssen weitere Untersuchungen angeschlossen werden, beginnend mit einer Gastroskopie.

Um einem Reizmagen auf die Spur zu kommen, ist das ausführliche, offene und vertrauensvolle Gespräch mit dem Arzt besonders wichtig. Lebensgewohnheiten und -umstände, besondere Belastungen und Schwierigkeiten – alles in allem die seelische Verfassung also – liefern wichtige Hinweise.

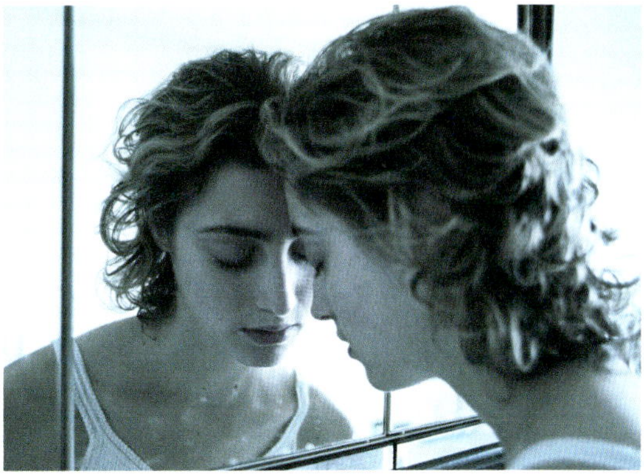

Ärzte beobachten vielfach, dass schon das intensive Beratungsgespräch und die Diagnose „Reizmagen“ eine große Erleichterung für die Patienten ist. Sie befreit von der Angst, hinter den „unerklärlichen“ Beschwerden, die ja sehr unangenehm und schmerzhaft sein können, könnte eine gefährliche oder gar lebensbedrohliche Krankheit stecken. Das ist der Reizmagen sicher nicht. Er kann die Lebensqualität beträchtlich einschränken, das schon. Aber es gibt keinen Grund zur Annahme, dass sich daraus ein Magengeschwür oder irgendeine Form von Krebs entwickelt.

Therapie

Derzeit gibt es keinen therapeutischen Ansatz zur Beseitigung der Ursachen – schließlich sind die Ursachen ja auch noch gar nicht bekannt. Es hat sich jedoch gezeigt, dass die Behandlung der Symptome durchaus erfolgreich bei der Wiederherstellung der Lebensqualität sein kann.
Die medikamentöse Behandlung wird auf die jeweils vorherrschenden Symptome abgestimmt:

- ➔ Patienten mit ulcusähnlichen Symptomen sprechen eher auf säurehemmende Medikamente wie H_2-Blocker und Protonenpumpenhemmer an.

- ➔ Bei Patienten mit Symptomen von Beweglichkeitsstörungen des Magen-Darm-Trakts können Prokinetika helfen, da sie die Beweglichkeit stimulieren und regulieren können. Auch pflanzliche Heilmittel mit Fenchel, Kümmel und Anis erfüllen häufig denselben Zweck. Alkoholische Extrakte sind jedoch unter Umständen kontraproduktiv, da Alkohol den Magen reizt und die Beschwerden verstärken kann.
  Häufig führen krampflösende Mittel, zum Beispiel Butylscopolamin (Buscopan), zu einer deutlichen Linderung. Bei Krämpfen können pflanzliche Präparate ebenfalls helfen, zum Beispiel solche mit Wirkstoffen wie Kümmel- und Pfefferminzöl.

Wenn der Betroffene helicobacterpositiv ist, wird normalerweise eine Antibiotika-Behandlung durchgeführt. Doch führt dies, wie erwähnt, lediglich in einem von zehn Fällen zum Erfolg. Wenn die Antibiotika-Therapie nicht hilft, kommen Protonenpumpenhemmer zum Einsatz.
Da der Reizmagen eine chronische Erkrankung ist, muss auch die Behandlung langfristig angelegt werden und den in Frage kommenden Ursachen entsprechen. Besonders beim Reizmagen ist die Mitarbeit des Patienten ausschlaggebend für den Erfolg der Behandlung. Es geht darum, herauszufinden, was einem gut tut und somit die Behandlung gemeinsam mit dem Arzt zu gestalten. Der Lebensstil spielt dabei eine besondere Rolle (siehe Kapitel „Magenfreundlich leben", Seite 103).
In sehr vielen Fällen ist das Überdenken von Ernährungs- und Lebensgewohnheiten hilfreich. Eine spezielle „Reizmagen-Diät" gibt es zwar nicht, aber Achtsamkeit beim Konsum von magenreizenden Speisen, Getränken und Genussmitteln kann eine spürbare Besserung herbeiführen. Da psychische

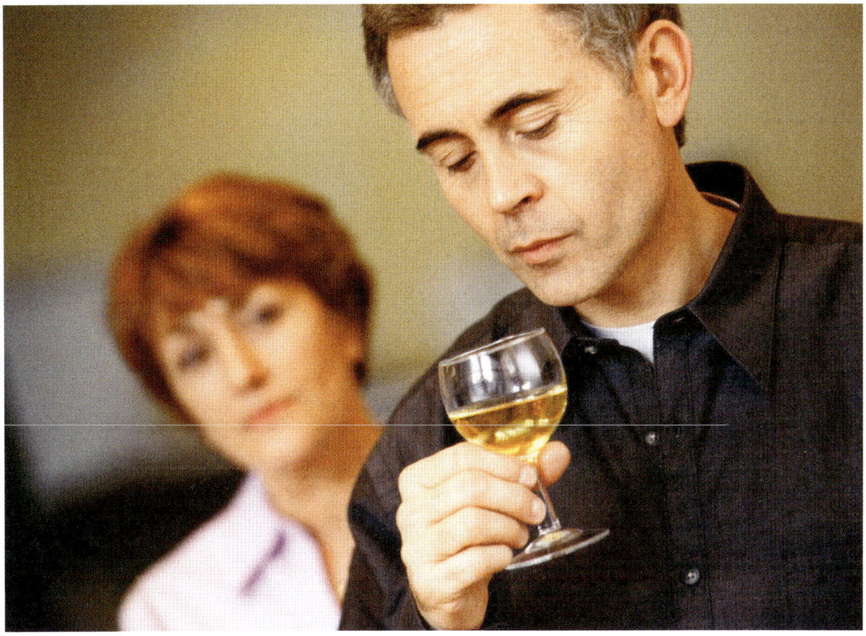

Alkohol und psychische Probleme können bei der Entstehung eines Reizmagens eine Rolle spielen.

Faktoren bei der Entstehung eines Reizmagens eine so große Rolle spielen können, liefern sie auch einen Ansatzpunkt, um die Beschwerden zu lindern – vielleicht sogar zu beseitigen. Es kann dem Magen also sehr gut tun, nach Lösungen für belastende Lebensumstände zu suchen und sie auch umzusetzen. Dabei kann man sich auf verschiedene Art und Weise Unterstützung holen. Vielleicht sind es Entspannungstechniken, die den Umgang mit widrigen Lebensumständen erleichtern. Vielleicht ist es zielführend, sich mit psychotherapeutischer Unterstützung Gedanken über die persönliche Situation zu machen.
Es zahlt sich in vielen Fällen aus, verschiedene Maßnahmen zu versuchen und sich nicht allein auf Medikamente zu beschränken. Wie die Erfahrung zeigt, lassen sich die Beschwerden beim Reizmagen durch die richtige Kombination von medikamentösen und anderen Maßnahmen in den meisten Fällen lindern beziehungsweise ganz beseitigen

Bakterien

Helicobacter pylori

Eine Infektion mit dem Magenbakterium Helicobacter pylori führt immer zu einer Gastritis, aber nur bei einem von zehn Betroffenen entsteht ein Magen- oder Zwölffingerdarmgeschwür. Früher waren in industrialisierten Ländern rund 90 Prozent der Magen- und Zwölffingerdarmgeschwüre auf Helicobacter pylori zurückzuführen, heute sind es rund 50 Prozent. Dies ist der Einführung der Antibiotika-Therapie bei dieser Erkrankung vor rund 20 Jahren zu verdanken. In industrialisierten Ländern ist rund ein Drittel der Bevölkerung mit Helicobacter pylori infiziert, in Entwicklungsländern sind es 90 Prozent.

Bakterien sind wahre Überlebenskünstler und bevölkern die seltsamsten ökologischen Nischen von siedend heißen Quellen bis zu Salzbergwerken. So gibt es tatsächlich auch Bakterien, die im Magen leben, in dieser Mischung aus Säure und Enzymen. Isoliert, beschrieben, kultiviert und auf den Namen „Helicobacter pylori" getauft wurde das Magenbakterium Mitte der 1980er Jahre von zwei australischen Forschern – dem Pathologen J. Robin Warren und dem Mikrobiologen Barry J. Marshall. 2005 wurde ihnen dafür der Nobelpreis für Medizin zugesprochen.
Denn die Erforschung des Magenbakteriums und seiner Rolle bei der Entstehung von Gastritis, Magen- und Zwölffingerdarmgeschwüren ebnete den Weg für die Heilung von Millionen Patienten durch den Einsatz von Antibiotika. Bis dahin war Helicobacter pylori der wichtigste Auslöser dieser Krankheit gewesen. Da man dies aber nicht wusste, konnten nur die Symptome gelindert werden. Gastritis und Geschwüre waren für viele lebenslange Begleiter, unter Umständen sehr schmerzhaft, auf alle Fälle die Lebensqualität deutlich mindernd.

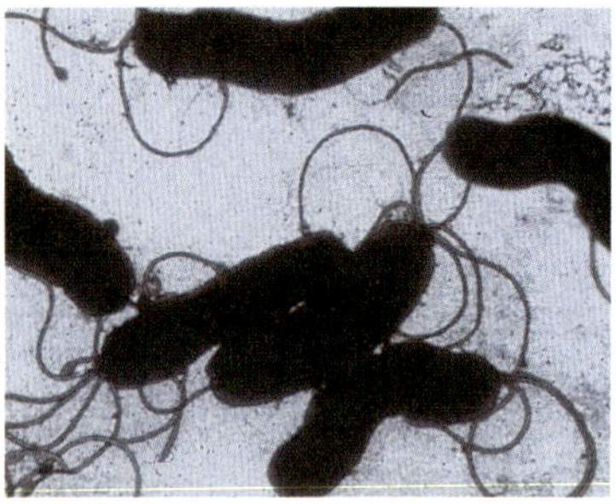

Elektronenmikroskopische Aufnahme des Magenbakteriums Helicobacter pylori.

Ohne die Verdienste der beiden Medizin-Nobelpreisträger schmälern zu wollen: Das Magenbakterium war schon seit rund 100 Jahren bekannt. Seine Bedeutung hat man aber nicht richtig eingeschätzt, wiewohl manche Ärzte schon nahe dran waren. In den 1950er Jahren hat zum Beispiel ein griechischer Arzt tausende Patienten mit Magen- und Zwölffingerdarmgeschwüren mit antibakteriellen Substanzen behandelt und erstaunliche Erfolge damit erzielt. In der Fachwelt erntete er jedoch wenig Anerkennung. Seine Theorien wurden belächelt, so wie einige Zeit lang die Thesen von Warren und Marshall. Warren hatte in den Gewebeproben von Patienten mit Gastritis- oder Magen- bzw. Zwölffingerdarmgeschwür auffallend häufig Bakterien mit zahlreichen, langen Geißeln entdeckt. Interessanterweise waren die Bakterien immer in der unmittelbaren Nähe von Entzündungen zu finden. Die durchschlagenden Erfolge der Antibiotika-Therapie bei Magen- und Zwölffingerdarmgeschwüren brachte dann den Durchbruch.
In westlichen Industrieländern trägt heute jeder Dritte das Magenbakterium in sich. Bei älteren Menschen ist der Anteil der Infizierten höher. Das liegt daran, dass die weitaus meisten Infektionen im Kindesalter stattfinden und durch schlechte hygienische Bedingungen gefördert werden – und diese haben sich

in den vergangenen Jahrzehnten ja enorm verbessert. Der Keim wird mit dem Stuhl ausgeschieden. Er findet sich aber auch in der Mundhöhle. Die Übertragung findet also entweder über Schmierinfektionen oder von Mund zu Mund statt. Bei Erwachsenen kommt es selten zu Neuinfektionen. In Entwicklungsländern mit ihrem schlechten Hygienestandard ist die Infektionsrate auch heute noch extrem hoch und liegt teilweise bei mehr als 90 Prozent.

Überlebenskünstler

Wie schafft es Helicobacter pylori, im extrem sauren Milieu des Magens zu überleben? Er siedelt sich zuerst und vor allem im unteren Teil des Magens (Antrum) an und umgibt sich in den Schleimhautfalten mit einer „Wolke" von Ammoniak. Mit Hilfe des stark basischen Ammoniaks schafft er sich in der sauren Umgebung ein kleines Biotop. Dabei schädigt das Bakterium aber die Magenwand direkt durch Toxine und indirekt durch die Immun- und damit verbundenen Entzündungsreaktionen, die es hervorruft. Bei Menschen mit einer eher geringen Säureproduktion kann sich das Bakterium leicht auf die anderen Teile des Magens ausbreiten.
Der Körper erkennt das Bakterium zwar durchaus als fremd und aktiviert wie bei anderen Eindringlingen auch die Immunabwehr. Doch weil Helicobacter in den Schleimhautfalten des Magens lebt und von Ammoniak und Salzsäure umgeben ist, tut sich die Immunabwehr entsprechend schwer.

Helicobacter und die Folgen

Eine akute Infektion mit Helicobacter pylori führt immer zu einer Gastritis. Und dabei bleibt es in den meisten Fällen auch. Aber es kann in der Folge zu einer ganzen Reihe von weiteren Erkrankungen kommen, die zahlenmäßig zwar nicht so sehr ins Gewicht fallen, unter Umständen aber lebensbedrohlich sein können. Dazu gehören Erosionen und Magengeschwüre. Auch Zwölffingerdarmgeschwüre können aus einer Helicobacter-Infektion hervorgehen. Selten sind Riesenfaltengastritis, lymphozytäre Gastritis und eine durch Helicobacter pylori verursachte Autoimmun-Gastritis. Bei der Riesenfaltengastritis entstehen im Bereich von Fundus und Korpus extrem vergrößerte Falten. Bei einem hohen Prozentsatz der Betroffenen verläuft der Helicobacter-Test positiv – eine

Eradikationstherapie wird daher empfohlen. Die lymphozytäre Gastritis ist dadurch gekennzeichnet, dass die Zahl der Lymphozyten in der Magenschleimhaut stark erhöht ist. Die Menge von Helicobacter-Bakterien bleibt dabei jedoch meist sehr niedrig und kann nur mit Hilfe von Antikörper-Tests verlässlich nachgewiesen werden. Dennoch führt eine Eradikationstherapie offensichtlich zu einer Rückbildung der entzündlichen Veränderungen. Bei einem sehr kleinen Teil aller helicobacterinfizierten Patienten kommt es zu einer Autoimmunreaktion gegen die Magenschleimhaut: Antikörper gegen die Magenmukosa können nachgewiesen werden. Dabei handelt es sich um eine Sonderform der Autoimmun-Gastritis, die durch eine Eradikationstherapie deutlich gebessert werden kann.

Eine Helicobacter-Infektion kann in seltenen Fällen Magenkrebs auslösen.

Ebenfalls selten, aber umso schwerwiegender als Folge von Helicobacter-Infektionen sind Magenkrebs und MALT-Lymphom, das ist eine bösartige Tumorerkrankung lymphatischen Gewebes im Magenbereich. Es gibt stichhaltige Hinweise dafür, dass eine Helicobacter-Eradikation im Zuge einer Magenkrebs-Behandlung das Risiko eines weiteren Magenkarzinoms senken kann. Weiters können sich MALT-Lymphome im Frühstadium durch eine Eradikation sogar völlig zurückbilden. Die vorliegenden Daten reichen jedoch nicht aus, um die Helicobacter-Eradikationstherapie als Vorbeugung gegen Magenkrebs für alle zu empfehlen. Es ist noch nicht bewiesen, dass das Risiko auf diese Weise gesenkt werden kann.

Abgesehen davon: Ganz aus der Welt schaffen könnte die Helicobacter-Eradikationstherapie das Problem Magenkrebs gar nicht. Einerseits ist das Bakterium nicht der einzige mögliche Auslöser, andererseits kann die Krebsentstehung ja durchaus schon in Gang gesetzt worden sein, bevor man dem Bakterium den Garaus macht.

Ausrotten oder nicht?

Bei einer akuten Gastritis oder einem Geschwür ist die Helicobacter-Eradikation ohne Zweifel die Therapie der Wahl. Es gibt aber einige relativ häufige Situationen, wo die Lage bei weitem nicht so eindeutig ist. Außerdem sprechen zwei Argumente für Zurückhaltung und sorgfältiges Abwägen aller Für und Wider beim Einsatz von Antibiotika auch gegen Helicobacter pylori:

- Die Antibiotika-Therapie kann Nebenwirkungen mit sich bringen, in seltenen Fällen auch schwere.

- Antibiotika sollen generell nur eingesetzt werden, wenn es unbedingt erforderlich ist. Grund ist die zunehmende Ausbildung von resistenten Bakterienstämmen. Dieses Phänomen wird auch schon bei Helicobacter pylori beobachtet.

In den folgenden Situationen ist eine Antibiotika-Therapie gegen Helicobacter umstritten. Vor einer Eradikationstherapie sind alle Für und Wider sorgfältig abzuwägen.

Helicobacter pylori und Reflux-Krankheit

Es fällt auf, dass die Abnahme von Helicobacter-pylori-Infektionen in Westeuropa und Nordamerika mit einer Zunahme von Reflux-Erkrankungen mit Folgeerscheinungen wie Barrett-Ösophagus oder Speiseröhrenkrebs einhergeht. Gibt es hier einen Zusammenhang? Dem heutigen Stand des Wissens zufolge nicht. Die Zunahme von Reflux-Erkrankungen kann nicht mit dem sukzessiven Verschwinden von Helicobacter in Verbindung gebracht werden. Zwar deuten einige Studien in diese Richtung, und eine mit Helicobacter infizierte Magenschleimhaut produziert auch in vielen Fällen weniger Säure. Doch nach Ansicht der meisten Experten haben Lebensstilfaktoren wesentlich mehr Einfluss auf die Zunahme der Reflux-Krankheit. Der Lebensstil ist in diesen Studien aber nicht berücksichtigt worden. Weiters ist die Verbreitung von Helicobacter nicht allein wegen der Eradikationsbehandlungen zurückgegangen. Wesentlichen Anteil daran hatte die Besserung der hygienischen Situation. Allerdings ist sehr wohl bewiesen, dass eine Eradikationstherapie die Entstehung einer Reflux-Krankheit zumindest im Einzelfall begünstigen kann. Doch das hat andere Gründe als das Fehlen des Magenbakteriums:

- Bessert sich die durch Helicobacter hervorgerufene Gastritis, kommt es häufig zu einem Anstieg der Säureproduktion.
- Die stark basische Ammoniakwolke, mit der sich die Magenbakterien umgeben, neutralisiert die Magensäure bis zu einem gewissen Grad. Dieser Effekt fällt nach der Eradikation der Bakterien weg.
- Die Behandlung eines Magengeschwürs lässt die Beschwerden verschwinden, säurehemmende Medikamente werden nicht mehr gebraucht. Aber: Diese Medikamente dürften in nicht wenigen Fällen eine schon vorher bestandene Reflux-Krankheit verdeckt haben, die nun zu Tage tritt.

- Die neu gewonnene Lebensqualität und -freude äußert sich nicht selten in einem etwas zu unbeschwerten Lebensstil, der zu „refluxfördernden“ Essgewohnheiten und Gewichtszunahme führt.
- Die Helicobacter-Eradikation kann die Wirksamkeit von Protonenpumpenhemmern vermindern.
- Ein Behandlungsstopp mit Protonenpumpenhemmern führt immer zu einem Anstieg der Säureproduktion – dieser ist ohne Helicobacter aber stärker ausgeprägt als mit.

Das Magenbakterium Helicobacter pylori mit seinen beweglichen Geißeln.

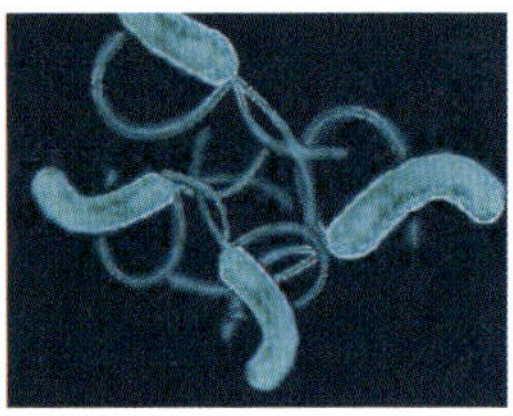

Bisherige Studien haben aber auch ergeben, dass eine bestehende Reflux-Krankheit durch eine Eradikationstherapie von Helicobacter pylori nicht verschlechtert wird.

Alles in allem kann bei Reflux die Entscheidung für oder gegen eine Eradikationstherapie nur unter Berücksichtigung möglichst vieler individueller Faktoren und sorgfältigem Abwägen von Nutzen und Risiko getroffen werden. Bei den meisten werden die Vorteile einer Eradikation überwiegen.

Helicobacter pylori und die langfristige Einnahme von Protonenpumpenhemmern

Sollen helicobacterpositive Patienten, die langfristig Protonenpumpenhemmer einnehmen müssen, eine Eradikationstherapie bekommen? Die Unterdrückung der Säureproduktion im Magen könnte ja die Ausbreitung einer Helicobacter-Gastritis fördern. Diese Möglichkeit besteht prinzipiell. Doch es gibt noch nicht genügend Beweise, dass eine Helicobacter-Eradikation die Ausbreitung der Gastritis verhindern könnte.

Helicobacter pylori und die langfristige Einnahme von NSARs

Was ist zu tun, wenn die beiden wichtigsten Risikofaktoren für Gastritis und Magen- beziehungsweise Zwölffingerdarmgeschwüre – nämlich Helicobacter pylori und die langfristige Einnahme von NSAR – zusammenkommen? Soll eine Helicobacter-Eradikation eingeleitet werden?

Die Wechselwirkungen zwischen Helicobacter und NSAR sind zwar noch nicht vollständig geklärt, die vorliegenden wissenschaftlichen Daten sprechen aber eher für eine Eradikation. Dabei muss zwischen drei verschiedenen Situationen unterschieden werden:

- Der Patient muss mit einer NSAR-Therapie beginnen – ein Magen- oder Zwölffingerdarmgeschwür hat er noch nicht gehabt:
  Wenn man schon weiß, dass der Patient Helicobacter-Bakterien hat, dann könnte eine Eradikationstherapie sinnvoll sein. Die derzeit vorliegenden Daten deuten zumindest darauf hin. Das rechtfertigt aber nicht, bei jedem, der eine NSAR-Therapie beginnen muss, zwingend einen Helicobacter-Test durchzuführen.
- Der Patient muss NSAR einnehmen, hat ein Magen- oder Zwölffingerdarmgeschwür – und ist helicobacterpositiv:
  Nachdem es auch für sehr geübte Pathologen äußerst schwierig ist, zwischen einem NSAR- und einem helicobacterbedingten Geschwür zu unterscheiden, ist zur Sicherheit eine Eradikationstherapie zu empfehlen.
- Der Patient hat schon ein NSAR-bedingtes Magen- oder Zwölffingerdarmgeschwür gehabt, das abgeheilt ist. Nun muss er wieder NSAR einnehmen – und er ist helicobacterpositiv:
  Eine Eradikationstherapie ist zu empfehlen, da dadurch das Risiko eines neuerlichen Geschwürs verringert werden kann.

Helicobacter pylori und Reizmagen

Infektionen mit Helicobacter pylori finden sich bei Patienten mit Reizmagen 1,8- bis 2,3-mal häufiger als bei Gesunden. Sollte die Diagnose „funktionelle Dyspepsie“ also Anlass für eine Helicobacter-Eradikation sein?
Dem derzeitigen Stand des Wissens zufolge nicht unbedingt. Es hat sich nämlich gezeigt, dass nur ein relativ kleiner Teil der Patienten – nämlich 5 bis 10 Prozent – tatsächlich von einer Helicobacter-Eradikation profitiert. Darüber hinaus besteht der begründete Verdacht, dass diese Patienten in Wirklichkeit unter einer noch nicht entdeckten Ulcus-Krankheit leiden könnten. Daher sollte auch beim Reizmagen-Syndrom die Indikation zu einer Eradikationstherapie nach sorgfältigem Abwägen aller Vor- und Nachteile und genauer Aufklärung des Patienten individuell gestellt werden.

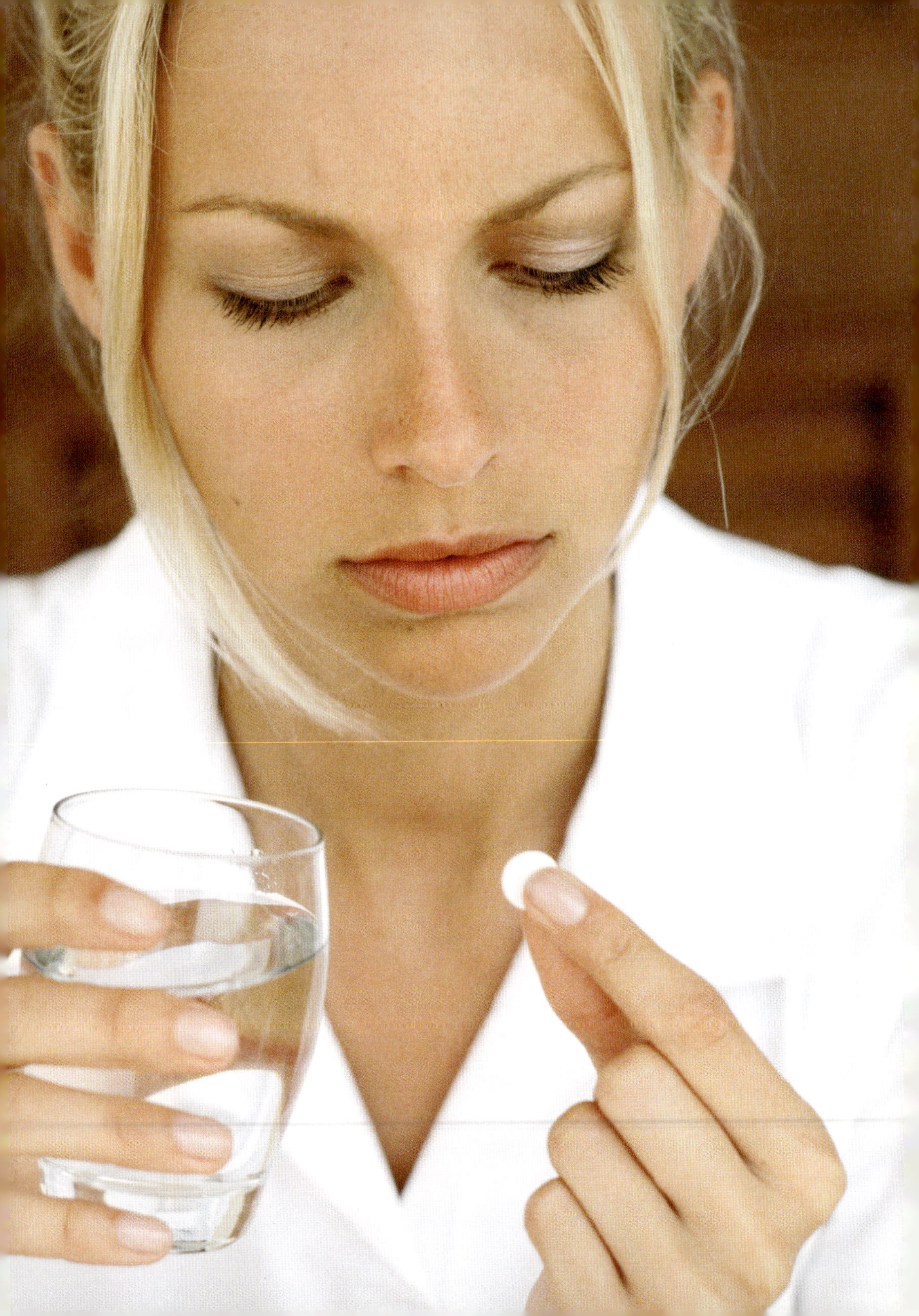

Notwendig

Magenschutz

Da jedes zweite Magen- und Zwölffingerdarmgeschwür durch „magenschädigende“ Medikamente verursacht wird, stellt sich die Frage, ob es denn keine Vorbeugung dagegen gibt. Es gibt sie. „Magenschutz“ ist möglich und verfügbar und zwar in Form von Protonenpumpenhemmern. Sie können die magenschädigenden Nebenwirkungen ansonsten wertvoller Medikamente im wahrsten Sinne des Wortes neutralisieren. Doch leider ist Magenschutz für viele noch ein Fremdwort.

Hätten Sie gedacht, dass annähernd gleich viele Menschen an den Folgen schleimhautschädigender Medikamente sterben wie Todesopfer im Straßenverkehr zu beklagen sind? Jeweils an die 700 sind es jedes Jahr allein in Österreich.

Zu den potenziell schleimhaut- beziehungsweise magenschädigenden Medikamenten, deren Nebenwirkungen das Risiko von Magen- beziehungsweise Zwölffingerdarmgeschwüren deutlich erhöhen, zählen die am häufigsten verwendeten Arzneimittel überhaupt. Die meisten sind Schmerzmittel bzw. Entzündungshemmer und das trägt wesentlich zu den in so vielen Fällen fatalen Folgen bei: Akute Magenschmerzen bei zum Beispiel einem Durchbruch werden überdeckt, sodass die rettenden Maßnahmen nicht selten zu spät kommen.

Auch durch rezeptfreie Schmerzmittel ist das Risiko einer Magenschädigung gegeben.

Etwa 750 Millionen solcher Tabletten werden in Österreich jährlich abgesetzt. Dabei geht es nicht nur um verschriebene Präparate wie (nicht steroidale) Entzündungshemmer (NSAR) oder Thrombozyten-Aggregationshemmer (zum Beispiel Acetylsalicylsäure, enthalten z.B. in „Aspirin") zur Vorbeugung von Herzinfarkt oder Schlaganfall. In einem noch viel größeren Ausmaß geht es auch um Schmerzmittel und dabei – das ist besonders gravierend – um rezeptfreie Schmerzmittel, die praktisch in jedem Haushalt vorhanden und bei Erkältungskrankheiten und einfachen Kopfschmerzen eingenommen werden.

Da Acetylsalicylsäure (ASS) nicht nur in entzündungshemmenden und schmerzstillenden Medikamenten, sondern auch im Großteil der Thrombozyten-Aggregationshemmer und in vielen rezeptfreien Schmerzmitteln enthalten ist, entsteht bei unkritischer Einnahme dieser Produkte ein großes Magenschädigungsrisiko. Bei diesen beiden Medikamenten-Gruppen klafft eine besonders große Versorgerlücke, was den Magenschutz betrifft. Bei NSAR wird in Ansätzen zumindest daran gedacht. Experten schätzen aber, dass lediglich jeder 30. Risikopatient den erforderlichen Magenschutz enthält. Und alles in allem müsste ein solcher wahrscheinlich rund 100-mal häufiger eingesetzt werden als es zur Zeit der Fall ist.

Da diese Medikamente im heutigen Verständnis einer guten Therapie für eine ganze Reihe von Beschwerden und Krankheiten aber unverzichtbar sind, bedarf es einer umfassenden Aufklärung über die gastrointestinalen Risiken sowie deren Prävention – ob es nun um die Linderung von Rheumabeschwerden, Kopf-, Zahn- oder sonstigen Schmerzen geht, um die Senkung des Herzinfarkt- und Schlaganfallrisikos oder um die Befreiung von Depressionen.

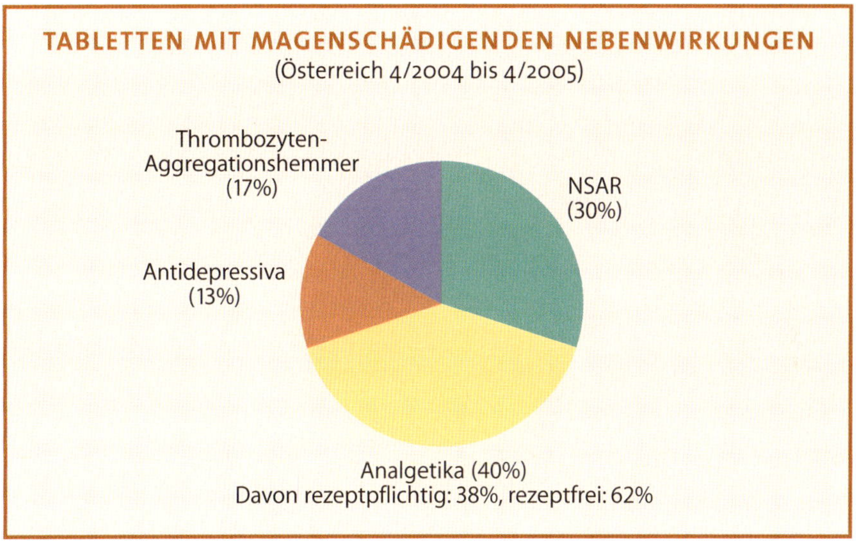

Quelle: DPMÖ; Konsensusmeeting der Österreichischen Gesellschaft für Gastroenterologie und Hepatologie (ÖGGH) vom 23. April 2003

In Österreich werden pro Jahr mehr als eine Milliarde Tabletten mit potenziell magenschädigender Wirkung verkauft. Das sind jährlich 127 Tabletten pro Kopf.

Die potenziell magenschädigenden Medikamente gehören zu vier Gruppen:

- Nicht ganz ein Drittel entfällt auf die im Zusammenhang mit Gastritis, Magen- und Zwölffingerdarmgeschwüren schon erwähnten nicht steroidalen Antirheumatika (NSAR). Diese umfassen verschiedene Präparate, wobei dann vor allem die zusätzliche Verabreichung von ASS-haltigen Medikamenten – sei es zur Behandlung von grippalen Infekten, Schmerzzuständen oder zur „Blutverdünnung“ (Gerinnungshemmung, Thrombozyten-Aggregationshemmung) – eine zusätzliche, dramatische Erhöhung des Risikos zur Folge hat. Zwar ist bei einer NSAR-Therapie ebenso wie bei anderen „magenschädigenden“ Medikamenten das Risiko schwerer Komplikationen an sich gering. Ulcusblutungen, Durchbrüche oder gefährliche Magenausgangsverengungen treten zwar lediglich mit einer Wahrscheinlichkeit von 1 bis 2 Prozent auf, doch jeder Zehnte stirbt daran. In Österreich allein sind das rund 700 Personen pro Jahr.

Die enorme Verbreitung dieser Medikamente führt zu einer beträchtlichen Anzahl potenziell gefährdeter Personen. Ausreichenden Magenschutz bekommen aber gerade mal drei von hundert. Außerdem vervielfacht sich das Risiko durch die gleichzeitige Einnahme mehrerer „magenschädigender" Medikamente.

- Mit 40 Prozent den weitaus größten Anteil machen Analgetika – also Schmerzmittel – auf Acetylsalicylsäure-Basis aus, die nicht zu den NSARs zu rechnen sind. Was den Experten dabei die meisten Sorgen bereitet, ist der Umstand, dass der Löwenanteil auf rezeptfreie Präparate entfällt. Diese werden ja sehr oft ohne ärztliche Beratung eingenommen, zum Beispiel bei Erkältungen oder bei einfachen Kopfschmerzen. Das Argument, man nehme sie ja nicht ständig, gilt leider nicht. Schon eine Tablette kann ein Geschwür auslösen. Hier herrscht noch großer Aufklärungsbedarf: Viel zu wenigen Menschen ist bewusst, dass sie mit der Einnahme von Schmerzmitteln auch ein Risiko von Magen- beziehungsweise Zwölffingerdarmgeschwüren eingehen.

Schon eine Tablette kann ein Geschwür auslösen.

- Fast ein Fünftel stellen die so genannten Thrombozyten-Aggregationshemmer, die im Wesentlichen aus Acetylsalicylsäure bestehen. Eingesetzt werden sie zur „Blutverdünnung" bei Patienten mit einem erhöhten Risiko für Durchblutungsstörungen im Bereich des Herzens und für Thrombosen und das heißt letztendlich zur Vorbeugung von Herzinfarkt oder Schlaganfall. Hier ist ihr Nutzen enorm. Mit ihrer Hilfe kann die Sterblichkeit nach einem überstandenen Herzinfarkt um die Hälfte gesenkt werden. Das Risiko eines neuerlichen Problems nach einem Schlaganfall sinkt um ein Viertel. Doch die Gefahr einer Schädigung der Magenschleimhaut wird bei Thrombozyten-Aggregationshemmern vom ASS-Typ noch unterschätzt: Lediglich einer von drei Patienten bekommt einen Magenschutz.
- Etwas mehr als zehn Prozent der als Nebenwirkung möglicherweise magenschädigenden Medikamente fällt in den Bereich der Antidepressiva. Auch hier ist Magenschutz noch die Ausnahme.

Auch die Einnahme mancher Antidepressiva erfordert Magenschutz.

Was, wann und für wen

Da die „Hauptwirkung" dieser potenziell „magenschädigenden" Medikamente so wichtig und segensreich ist, kann es natürlich nicht darum gehen, sie aus dem Verkehr zu ziehen. Vielmehr muss nach Wegen gesucht werden, das Risiko schleimhautschädigender Nebenwirkungen zu minimieren. Als die einzige sinnvolle Methode, bei einer in dieser Hinsicht „riskanten" medikamentösen Therapie einen Magenschutz zu gewährleisten, wird derzeit die Einnahme von Protonenpumpenhemmern (siehe Kapitel „Medikamente", Seite 95) gesehen. Wiewohl jede Tablette mit den entsprechenden Wirkstoffen ein Risiko für den Magen darstellt, wäre es undurchführbar, jede sporadisch eingenommene Kopfschmerzpille mit einem Magenschutz zu verbinden. Außerdem spielt bei dem Ausmaß der Gefährdung das Alter eine entscheidende Rolle. Besonders gefährdet für medikamentenbedingte Magenschädigungen sind Menschen in fortgeschrittenem Alter. Bei ihnen kommen nämlich mehrere Faktoren zusammen – unter anderem häufig die gleichzeitige Einnahme von zum Beispiel NSAR und acetylsalicylsäurehaltigen Thrombozyten-Aggregationshemmern.

Vor allem für ältere Menschen wird ein Magenschutz dringend empfohlen.

Da 2 von 3 NSAR-Patienten über 55 Jahre alt sind – Rheuma tritt ja vorwiegend in fortgeschrittenem Alter auf – und Thrombozyten-Aggregationshemmer zu 90 Prozent an Patienten über 55 Jahre verschrieben werden, ergibt sich ein Personenkreis, für den Spezialisten einen Magenschutz dringend empfehlen, wenn NSAR und/oder Thrombozyten-Aggregationshemmer eingenommen werden müssen:

- Alter über 65 Jahre und/oder
- vorhandenes oder durchgemachtes Magen- oder Zwölffingerdarmgeschwür und/oder
- Kombinationstherapie mit
  - NSAR,
  - Cortison,
  - Antikoagulanzien (Blutgerinnungshemmer) oder
  - anderen Thrombozyten-Aggregationshemmern.

Der Kreis von Risikopatienten für medikamentenbedingte Schädigungen der Magen-Darm-Schleimhaut ist in den westlichen Industrieländern riesengroß. Ausgehend von der Tatsache, dass rund ein Drittel der Bevölkerung über 55 Jahre ist, kommen allein in Österreich bei 1,62 Millionen Menschen Medikamente mit potenziell magenschädigender Wirkung zum Einsatz.
Aber auch jeder, der nicht zu dieser Risikogruppe gehört und des öfteren Schmerzmittel einnehmen muss, ist bestens beraten, wenn er sich zum Thema „Magenschutz" mit seinem Arzt bespricht.

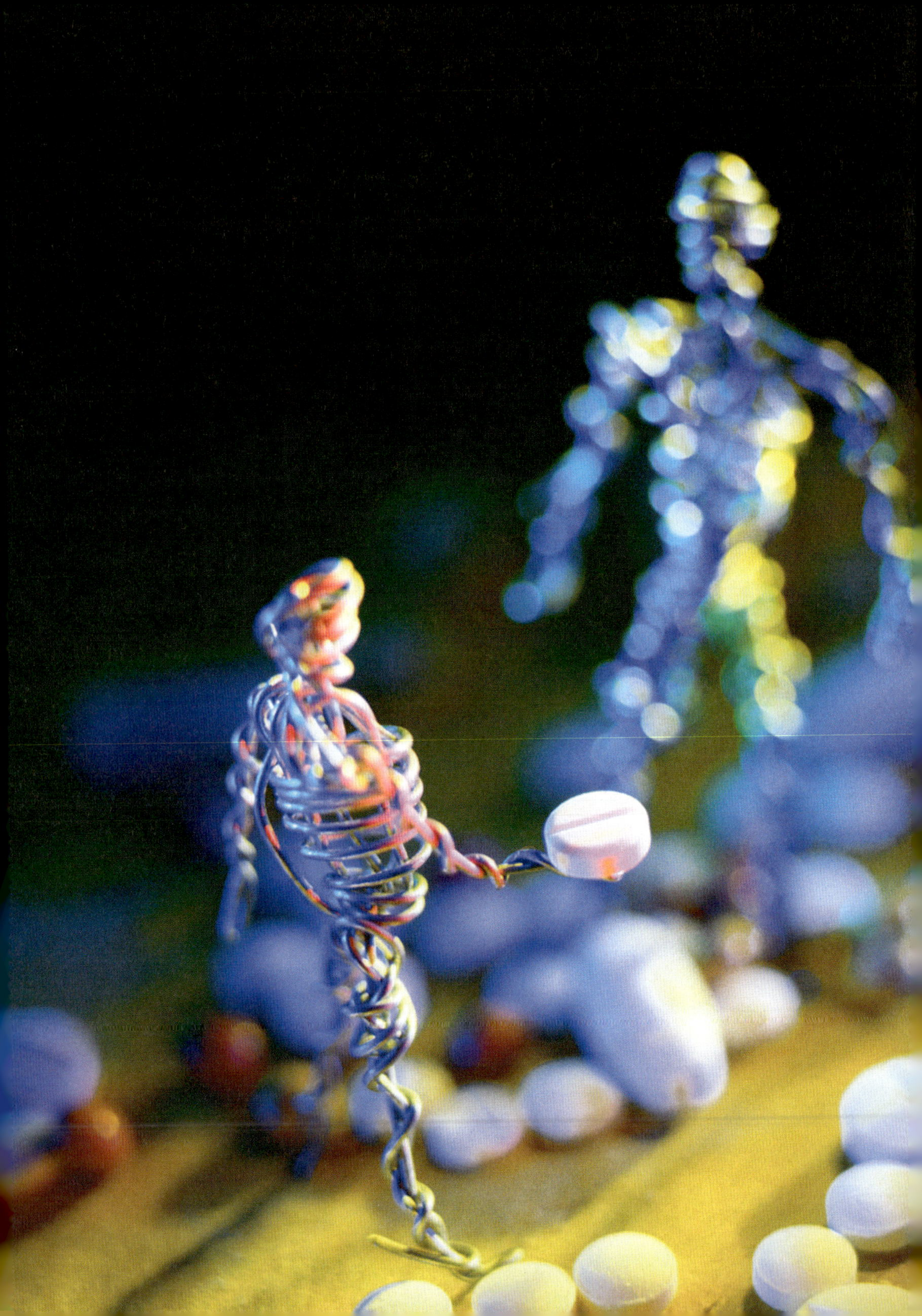

Wirksam

Medikamente

Heute steht eine Reihe wirksamer Medikamente zur Verfügung, die bei säurebedingten Erkrankungen des oberen Verdauungstrakts wie Gastritis, Magen- und Zwölffingerdarmgeschwüren, Reflux – und bis zu einem gewissen Grad auch beim Reizmagen – helfen. Die Beschwerden können in den allermeisten Fällen so weit gelindert werden, dass die Lebensqualität wiederhergestellt ist.

Die Behandlung von Beschwerden und Erkrankungen, die durch Magensäure ausgelöst und/oder verstärkt werden, hat in den vergangenen Jahrzehnten enorme Fortschritte gemacht. Das ist vor allem der Entwicklung von zwei neuen Medikamententypen zu danken, deren Wirkung weit über die „klassischen" Mittel gegen Magensäure und ihre unangenehmen Begleiterscheinungen hinausgeht. Beide greifen nämlich schon bei der Bildung der Magensäure an.

In den 1970er Jahren sind die so genannten H_2-Blocker auf den Markt gekommen und haben alle bis dahin erhältlichen säurehemmenden Mittel an Wirksamkeit und Verträglichkeit übertroffen. Ende der 1980er Jahre wurden auch sie in den Schatten gestellt, und zwar von den Protonenpumpenhemmern. Diese sind heute noch die wirksamsten verfügbaren „Bremsen" der Magensäureproduktion.

Die Unterdrückung der Magensäureproduktion wirkt sich mehrfach positiv aus. Da der Magensaft – und damit der Rückfluss in die Speiseröhre – weniger sauer ist, wirkt er nicht so aggressiv auf die Schleimhaut der Speiseröhre. Weiters fühlt sich in der nunmehr weniger sauren Umgebung das Magenbakterium Helicobacter pylori nicht mehr ganz so wohl und vermehrt sich langsamer.

Protonenpumpenhemmer stellen alle bisherigen Medikamente gegen Magensäure in den Schatten.

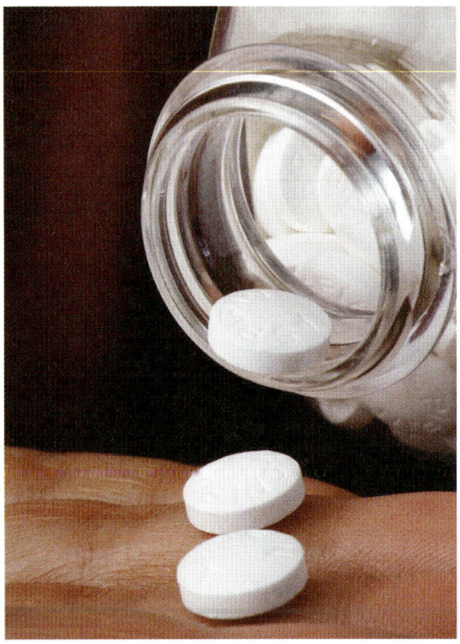

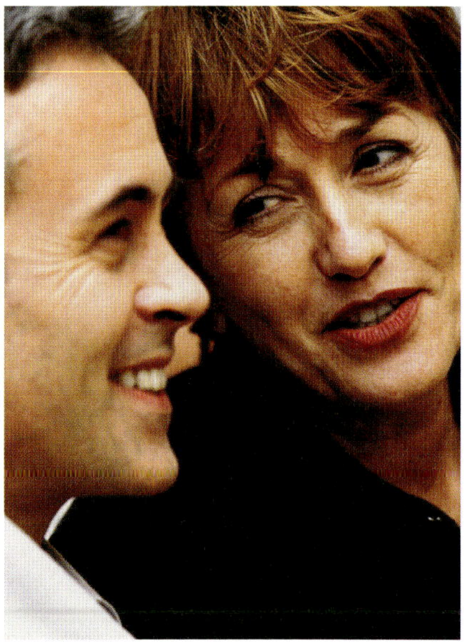

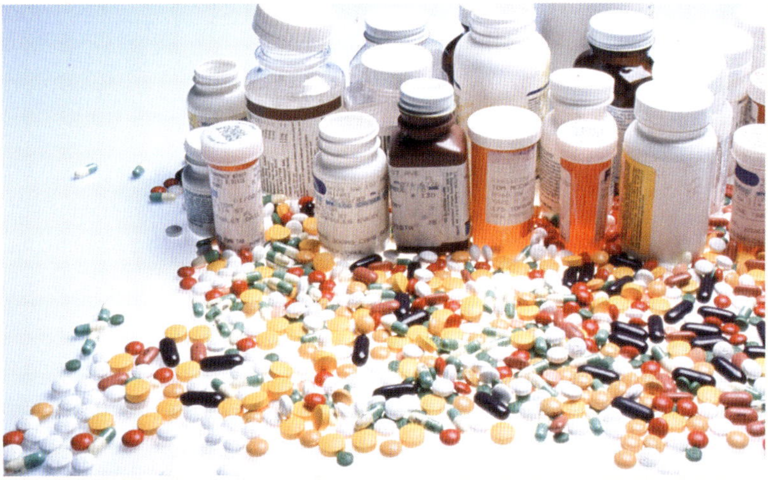

Eine umfassende Liste der handelsüblichen Präparate für säurebedingte Erkrankungen des oberen Verdauungstrakts würde den Rahmen des Buches sprengen. Daher finden Sie in der Folge eine Auswahl der wichtigsten Arzneimittel. Welches Präparat für Sie am besten geeignet ist, wird Ihr Arzt nach sorgfältigem Abwägen Ihrer individuellen Situation entscheiden. Auch bei den möglichen Neben- und Wechselwirkungen kann hier keine vollständige Aufzählung erfolgen. Was für Sie wichtig ist, erfahren Sie im Gespräch mit dem Arzt. Weitere Informationen erhalten Sie in der Apotheke oder auf dem Beipacktext.

Protonenpumpenhemmer (Protonenpumpen-Inhibitoren PPI)

Wirkungsweise

Verringerung der Säureproduktion im Magen durch Blockierung des Enzyms, das für den Einstrom von Wasserstoff-Ionen in das Mageninnere sorgt. Mit Protonenpumpenhemmern kann eine fast 100-prozentige Verringerung der

Magensäureproduktion erreicht werden, da der Angriffspunkt bei den säureproduzierenden Zellen selbst liegt. Allerdings werden nur jene Zellen inaktiviert, die gerade aktiv sind. Protonenpumpenhemmer sind die derzeit effektivsten Arzneimittel bei magensäurebedingten Beschwerden.
Die Einnahme erfolgt üblicherweise einmal täglich vor dem Frühstück. Die Wirkung tritt nach etwa einer Stunde ein und hält zumindest 12 Stunden an. Die erforderliche Dosis kann individuell sehr verschieden sein. Die unterschiedliche Standardtagesdosis ergibt sich aus dem unterschiedlichen Aufbau der Medikamente. Der Einsatz von Protonenpumpenhemmern ist umso sinnvoller, je ausgeprägter die Beschwerden sind.

Wirkstoffe (alphabetisch) und Präparate

Die Originalpräparate stehen an erster Stelle und sind hervorgehoben.
Alle Präparate sind rezeptpflichtig.

WIRKSTOFF	PRÄPARATE	STANDARDDOSIS
Esomeprazol	**Nexium**	40 mg
Lansoprazol	**Agopton**, Lansobene, Lansoprazol „Alternova“, Lansoprazol „Stada“, Lansoprazol Sandoz	30 mg
Omeprazol	**Losec**, Lostad, Omec „Hexal“, Omeprazol „1A Pharma“, Omeprazol Alternova, Omeprazol Arcana, Omeprazol „Genericon“, Omeprazol „Ratiopharm“, Omeprazol Sandoz	20 mg
Pantoprazol	**Pantoloc, Zurcal**	40 mg
Rabeprazol	**Pariet**	20 mg

Protonenpumpenhemmer sind ausgezeichnet verträgliche Medikamente. Schwere, klinisch relevante Nebenwirkungen wurden bisher fast nie beobachtet.

H_2-Rezeptor-Antagonisten/H_2-Blocker

Wirkungsweise

Sie führen zu einer Verringerung der Säureproduktion im Magen. H_2-Blocker verhindern das Andocken von Histamin an bestimmten Rezeptoren (H_2-Rezeptoren) der Belegzellen. Dadurch kann das Histamin seine magensäurefördernde Wirkung nicht entfalten. Mit H_2-Blockern kann die Magensäureproduktion deutlich verringert werden. Vollständig blockiert wird sie deshalb nicht, weil noch das Hormon Gastrin dafür sorgt, dass weiter Magensäure produziert wird. Leichtere Formen von magensäurebedingten Erkrankungen können damit jedoch erfolgreich behandelt werden. Ingesamt haben sie seit Einführung der Protonenpumpenhemmer jedoch an Bedeutung verloren.

Die Wirkung tritt rasch, nach etwa einer halben Stunde ein. Vorwiegend geeignet sind sie für den Einsatz „bei Bedarf", wenn die Beschwerden nur sporadisch auftreten; bei schwächeren Symptomen und als zusätzliche Einnahme zu Protonenpumpenhemmern, wenn es in der Nacht trotzdem zu Beschwerden kommt. Im Allgemeinen reicht die einmalige Einnahme am Abend. Nach einigen Wochen lässt die Wirkung nach.

Wirkstoffe (alphabetisch) und Präparate

Niedrig dosierte H_2-Blocker sind im Allgemeinen rezeptfrei, höher dosierte nicht.

WIRKSTOFF	PRÄPARATE
Cimetidin	**Cimetag**, Cimetidin „Genericon", Cimetidin „Interpharm", Neutromed, Neutronorm, Sodexx Cimetidin, Ulcometin, Ulcostad
Famotidin	**Ulcusan**, Famosin, Famotidin „Genericon", Famotidin „ratiopharm", Famotidin „Stada", Sodexx Famotidin
Nizatidin	**Ulxit**
Ranitidin	**Zantac**, Ranic, Ranitidin „1A Pharma", Ranitidin „Arcana", Ranitidin „Genericon", Ranitidin „ratiopharm", Ranitidin Stada, Ranityrol, Ulsal

H_2-Blocker sind ausgezeichnet verträgliche Medikamente. Schwere, klinisch relevante Nebenwirkungen wurden bisher fast nie beobachtet.

Antazida

Wirkungsweise

Das Wirkprinzip liegt nicht, wie lange angenommen, in der Neutralisation der Magensäure. Dazu würden die eingenommenen Mengen auch gar nicht ausreichen. Antazida dürften über den Prostaglandin-Stoffwechsel wirken und zwar, indem sie die körpereigenen schützenden Mechanismen der Magenwand unterstützen.
Die Wirkung tritt innerhalb weniger Minuten ein, hält aber nur kurz an. Antazida eignen sich vor allem zur Bekämpfung von gelegentlich auftretendem Sodbrennen.

Wirkstoffe (alphabetisch) und Präparate

Die Präparate enthalten Magnesium- oder Kalziumsalze in Kombination mit Aluminiumsalzen und häufig auch anderen Stoffen (z.B. Alucol, Bullrich Salz, Maalox, Rennie Antacidum, Riopan, Solugastril, Talcid, Trigastril). In flüssiger Form oder als Gel entfaltet sich die Wirkung besser und schneller als bei Kau- oder Lutschtabletten. Eingenommen werden sie ein bis zwei Stunden nach dem Essen, im Bedarfsfall etwas später noch einmal. Antazida sind rezeptfrei. Wenn die Beschwerden aber längere Zeit anhalten, sollte man sich nicht auf die Einnahme von Antazida beschränken, sondern sich ärztlich untersuchen lassen. Denn die anhaltenden Beschwerden könnten Ausdruck einer ernsteren Erkrankung sein.

Mögliche Nebenwirkungen

Bei Einnahme größerer Mengen kann es zu Durchfall oder Verstopfung kommen. Ein leichter Überschuss von Magnesium und Aluminium wird zwar vom Körper aufgenommen, normalerweise aber sehr rasch über die Niere wieder ausgeschieden.

Prokinetika

- **Wirkungsweise:** Anregung der Magen- und Darmtätigkeit. Dadurch wird auch die Magensäure schneller weiterbefördert.

- **Wirkstoffe & Präparate:** Domperidon (Motilium, Domperidon „Alternova"), Metoclopramid (Paspertin, Gastrosil, Metogastron, Metoclopramid „CSC", Pramidin).

Protektiva

- **Wirkungsweise:** Speiseröhre und Magenschleimhaut werden mit einem schützenden Film überzogen, der etwa sechs Stunden lang hält. Auch die Wundheilung wird dadurch gefördert. Die Säurebildung wird allerdings nicht verringert. Eingenommen werden Protektiva etwa eine Stunde vor dem Essen. Sinnvoll sind sie vor allem bei „galligem Reflux", also Reflux aus dem Zwölffingerdarm.

- **Wirkstoff & Präparate:** Sucralfat (Sucralan, Sucralbene, Sucramed, Ulcogant, Sucralfat „Genericon"). Rezeptfrei.

Mögliche Nebenwirkungen sind selten, unter Umständen Verstopfung, Mundtrockenheit, Übelkeit oder Hautausschläge.

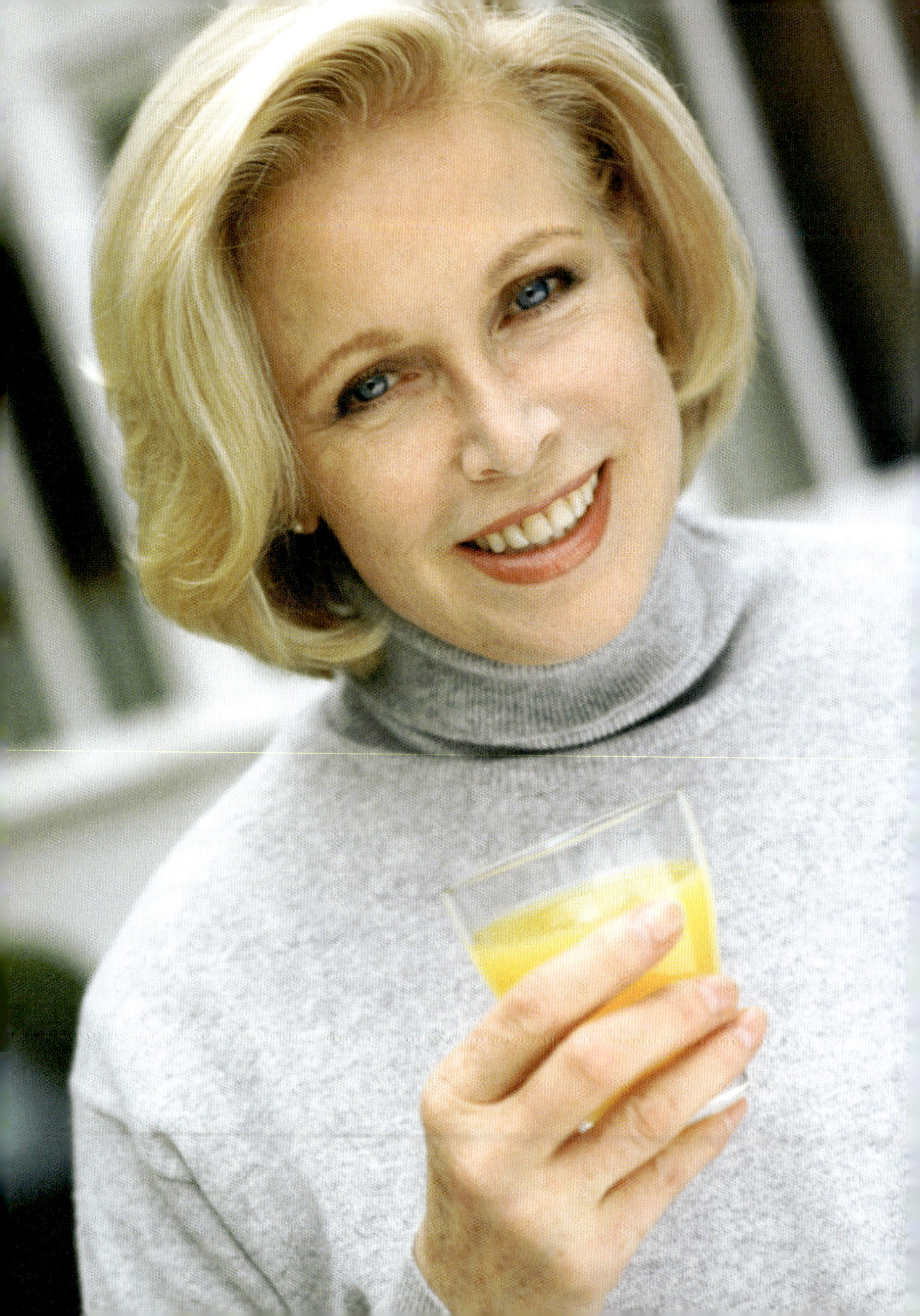

Lebensstil

Magenfreundlich leben

Der Lebensstil ist eine der Säulen der Behandlung von Krankheiten des oberen Verdauungstrakts, die mit Magensäure zusammenhängen. Gar nicht hoch genug eingeschätzt werden kann die Beteiligung psychischer Faktoren. Die hier angeführten Ratschläge, Tipps, Empfehlungen und Hinweise beruhen zum Teil auf Erfahrung. Das heißt, sie sind nicht durch wissenschaftliche Studien abgesichert, können aber – wie eben die Erfahrung gezeigt hat – für den einen oder den anderen durchaus hilfreich sein.

Nicht von Ungefähr liegen einem Ungewissheiten „im Magen" und schlagen sich Kümmernisse auf denselben. Der Magen reagiert bei weitem nicht nur auf das, was auf dem Teller liegt. Er ist auch ein recht verlässliches Stimmungsbarometer. Was ihn von dieser Seite rebellisch macht, ist auf den ersten Blick vielleicht nicht klar. Es lohnt sich aber immer, auch einen Blick in diese Richtung zu machen, wenn sich Beschwerden und Symptome häufen. Das ist wichtig und notwendig und in einigen – allerdings wenigen – Fällen vielleicht sogar ausreichend, um wieder Frieden mit dem Magen zu schließen. Eines können Lebensstiländerungen jedoch sicher nicht: die ärztliche Untersuchung und Diagnose ersetzen, ganz zu schweigen von der ärztlichen und – wenn erforderlich – medikamentösen Behandlung. Wenn Medikamente verschrieben werden, dann sind sie auch notwendig und müssen eingenommen werden. Aber die Anpassung des Lebensstils kann die erforderliche Menge in manchen Fällen deutlich verringern.

Gastritis und Ulcus können leichter geheilt werden, ganz besonders, wenn das Magenbakterium Helicobacter pylori im Spiel ist. Das Leben mit den meist chronischen Leiden Reflux und Reizmagen wird einfacher.

„Magenfreundlich leben" bedeutet Richtlinien und Empfehlungen, aber auch Gebote und Verbote. Dahinter liegt aber die Chance, die Lebensqualität nachhaltig zu verbessern. Schließlich liegt im richtigen Lebensstil auch eine Möglichkeit, säurebedingte Erkrankungen des Verdauungstrakts erst gar nicht entstehen zu lassen.

Rauchen regt die Produktion von Magensaft an.

Eines gleich vorweg: Es gibt ja viele Gründe, das Rauchen bleiben zu lassen. Säurebedingte Magenkrankheiten gehören dazu. Rauchen regt die Produktion von Magensaft an, Nikotin macht die Muskulatur der Speiseröhre schlaff und das Ventil zum Magen funktioniert noch schlechter.

Essen und Trinken

Eine spezielle „Magendiät" ist dem heutigen Stand des Wissens nach weder erforderlich noch zielführend. Das Ziel – die Magensäureproduktion nicht durch die Ernährung zu fördern – kann auch so erreicht werden: durch ein „Weniger" von den einen und ein „Mehr" von den anderen Speisen und Getränken.

- Mehrere kleinere Mahlzeiten über den Tag verteilt sind besser als eine oder zwei mit Riesenportionen.

- Es ist generell günstig, am Abend nicht zu viel oder gar nichts zu essen. Das heißt: Das Frühstück ist wichtiger, größer und reichhaltiger als das Abendessen. Spätmahlzeiten streicht man am besten überhaupt. Nächtliche Beutezüge zum Kühlschrank sind also tabu.
- Das Essen genießen, speisen statt schlingen, die Bissen gut kauen.
- Blähende Nahrungsmittel vermeiden.
- Zitrusfrüchte sind zwar an sich gesund und vitaminreich, vor allem aber auch sauer. Und Verstärkung braucht die Magensäure bei Gastritis, Ulcus und Reflux wirklich nicht. Dasselbe gilt für alle in Essig eingelegten Gemüse.
- Alkohol regt die Produktion der Magensäure an, Sekt, Weißwein und Schnaps tun das ganz besonders. Wie Nikotin verschlechtert Alkohol außerdem die Funktion des Magenschließmuskels. Wenn Alkohol, dann besser Bier oder Rotwein.

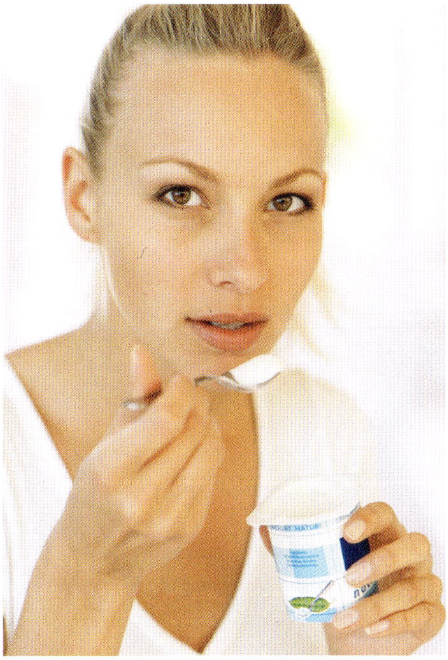

Das Essen genießen statt schlingen.

- Für Spinat, Schokolade und Pfefferminz gilt dasselbe.
- Fettreiche Mahlzeiten wirken sich bei Krankheiten mit Magensäure-Beteiligung ungünstig aus. Anders gesagt: kohlenhydrat- und eiweißreiche Mahlzeiten sind besser.
- Kaffee kann die Beschwerden verstärken. Dabei gibt es große individuelle Unterschiede. Während die einen schon eine Tasse Kaffee spüren, vertragen die anderen mehrere Tassen ohne weiteres. Dasselbe gilt für Schwarztee.
- Übergewicht meiden. Mit einem normalen Gewicht kommt man besser durchs Leben und das nicht nur deshalb, weil sich das Risiko der zahlreichen mit Übergewicht einhergehenden Krankheiten wie Metabolisches Syndrom, Diabetes, Gefäßleiden, Herzinfarkt und Schlaganfall verringert. Auch dem Magen geht es mit Normalgewicht besser, ganz zu schweigen davon, dass überflüssige Kilos die Reflux-Krankheit fördern.

MEHR	WENIGER
Mageres Fleisch oder Fische – gekocht, gedünstet, in Alufolie gegrillt	Fettes Fleisch, Wurst, Schmalz
Erdäpfel, Nudeln, Reis und Vollkornprodukte	Gebackenes und Gebratenes
Hochwertiges Pflanzenöl	Fette Pasteten
Nicht allzu saures, reifes Obst	Scharfe Gewürze, Zwiebel, Knoblauch
Milch	Mayonnaise
Milchprodukte wenig sauer	Frisches Gebäck
Käse mild	Kakao, Schokolade
Leitungswasser, kohlensäurearmes oder -freies Mineralwasser	Stark zuckerhaltige Limonaden
	Eiscreme
	Mineralwasser mit viel Kohlensäure
... und von allem, was man gut verträgt	... und von allem, was man nicht verträgt

Wer mehr über die richtige Ernährung bei seinen Beschwerden wissen will, wendet sich am besten an Spezialisten.

Ärzte

➔ **Österreich:** Eine Liste der Ärzte mit Zusatzdiplom für Ernährungsmedizin in Ihrer Umgebung erhalten Sie beim Patientenservice der Österreichischen Ärztekammer (Telefon 01/1771) oder bei Ihrer Landesärztekammer.

Sie können auch die Ärztesuche über das Internet nutzen:
Wien: **www.aekwien.or.at**
Niederösterreich: **www.arztnoe.at**
Oberösterreich: **www.aekooe.or.at**
Salzburg: **www.aeksbg.at**
Tirol: **www.aektirol.at**
Vorarlberg: **www.aekvbg.or.at**
Kärnten: **www.kaerngesund.at**
Steiermark: **www.aekstmk.or.at**
Burgenland: **www.aekbgld.at**

➔ **Deutschland:** Ein eigenes Diplom für Ernährungsmedizin gibt es nicht, aber sehr wohl zahlreiche einschlägige Fortbildungsveranstaltungen. Deren

Besuch wird jedoch nicht in jedem Bundesland von der Ärztekammer registriert. Es empfiehlt sich daher ein Anruf bei der jeweiligen Ärztekammer beziehungsweise der kassenärztlichen Vereinigung.

Sie können auch die bundesweite Ärztesuche über das Internet nutzen:
Vereinigung der Kassenärzte: **www.kbv.de**
Stiftung Gesundheit: **www.arztauskunft.de**

Ernährungsberatung durch andere Experten

- **Österreich:** Der Verband der Ernährungswissenschafter Österreichs ist unter der Wiener Telefonnummer 333 39 81 erreichbar, per Post unter der Adresse Leithastraße 16/6/46, 1200 Wien oder im Internet unter **www.veoe.org.** Ein Verzeichnis der Diätologen, ehemals Diätassistenten, finden Sie im Internet (**www.ernaehrung.or.at**). Sie können es beim Verband der Diätologen auch telefonisch anfordern (Telefon 01/602 79 60) oder per Post über die Adresse Grüngasse 9/Top 20, 1050 Wien.
- **Deutschland:** Ernährungswissenschafter und Oecotrophologen sind im Verband der Oecotrophologen zusammengeschlossen, der unter der Bonner Telefonnummer 0228/289 22-0 erreichbar ist, unter der Adresse Reuterstraße 161, 53113 Bonn oder im Internet unter **www.vdoe.de**, wo auch eine Suche nach Experten in Ihrer Nähe möglich ist. Der Verband der Diätassistenten bietet auf seiner Homepage **www.vdd.de** ebenfalls eine Expertensuche an. Kontaktiert werden kann er auch über die Düsseldorfer Telefonnummer 0211/16 21 75 oder per Post unter Postfach 10 51 12, 40042 Düsseldorf.

Tipps von Ärzten speziell für Reflux-Patienten

- Lockere Kleidung wählen. Enge Kleidung zwängt den Magen ein und drückt ihn zusammen. Da „schwappt" die Magensäure noch leichter über.
- Nach dem Essen nicht hinlegen. Daher auch nicht zu spät am Abend essen.
- Sind die Bauchmuskeln locker, ist es auch der Magen und die Magensäure bleibt eher dort, wo sie hingehört. Nun gibt es gegen körperliche Fitness absolut nichts zu sagen, ganz im Gegenteil. Im Hinblick auf die Reflux-Krankheit sind manche Übungen für die Bauchmuskeln aber gar nicht gut: nämlich diejenigen, bei denen die „Bauchpresse" zum Einsatz kommt. Das

gilt für klassische Übungen wie das „Klappmesser", aber auch für diverse Geräte im Fitness-Studio.

→ Die Bauchmuskeln werden auch beim Heben von schweren Dingen stark beansprucht. Wenn es also darum geht, Kisten oder Ähnliches zu transportieren, dann macht man das am besten mit einem Zweiten gemeinsam – oder man bittet gleich jemanden, das zu erledigen.

→ Schlaf gut! Ein frommer Wunsch für so manchen Reflux-Patienten, der mehrmals in der Nacht wegen Sodbrennen aufwacht. Da kann es helfen, das Kopfende höher zu stellen. Zwei Polster reichen aber nicht. Es muss schon ein Keil unter der Matratze sein oder gleich eine Keilmatratze mit einem Höhenunterschied von mindestens 15 cm.

→ Manche Medikamente können Reflux-Beschwerden verstärken, indem sie die Funktion des Magenverschlusses stören.
- Dazu gehört die „Pille" ebenso sowie
- Präparate, die Pfefferminzöl enthalten.
  Weiters Kalzium-Antagonisten, die gegen Bluthochdruck eingesetzt werden oder
- Nitro-Präparate, die zur Verbesserung der Durchblutung des Herzens verwendet werden.
- Ganz besonders fallen Osteoporosemedikamente ins Gewicht.
- Beruhigungsmittel (Sedativa, Tranquilizer) oder so genannte trizyklische Antidepressiva können Reflux-Symptome ebenfalls verstärken.
- Tückisch in diesem Zusammenhang können Asthmamedikamente sein, die Theophyllin enthalten. Wenn es sich nämlich um refluxbedingtes Asthma handelt – was ja gar nicht selten der Fall ist – dann werden die Symptome ausgerechnet durch das Medikament, von dem man sich Besserung erhofft, noch verstärkt.
- Doppelt negativ können sich Medikamente gegen Lungenkrankheiten auswirken, die Anticholinergika enthalten. Diese Substanzen greifen an den Nerven an und führen zu einer Erweiterung der Bronchien. Darüber hinaus kommt es auch zu einer Beeinträchtigung des Magenverschluss-Mechanismus. Zusätzlich verringern sie noch die Bicarbonat-Bildung durch die Speicheldrüsen – und Bicarbonat ist ausgerechnet jener Stoff, der Magensäure neutralisieren hilft. Enthält der Speichel wenig davon, wird das Aufstoßen umso saurer.

Manche Medikamente können Reflux-Beschwerden verstärken.

Die seelische Seite

Ganz offensichtlich wird es immer schwieriger, die Balance zwischen Spannung und Entspannung zu halten. Bei vielen schlägt das Pendel eindeutig stärker in Richtung „Spannung“ beziehungsweise „Stress“ oder „Druck“ aus. Und das kann sich durchaus auf den „Magen schlagen“, der dann unter anderem mit einer gesteigerten Säureproduktion reagiert. Damit verschärfen sich alle Magenkrankheiten, die mit Säure zusammenhängen. In der Redewendung spiegelt sich eine alte Erfahrung wider und die Naturwissenschaft gibt ihr Recht.
Entspannung lässt sich wieder lernen. Es gibt eine ganze Reihe von Methoden, die dabei helfen. Es lohnt sich, die Zeit zu investieren, die geeignete Methode auszusuchen und sich anzueignen. Man muss nicht perfekt sein – die ersten Erfolge stellen sich meist erstaunlich schnell ein.
Dabei geht es um mehr als bloß ein angenehmes Gefühl. Die bewusste Entspannung verhilft vielleicht genau zu jenen Pausen vom Alltag, zu jenem Maß an Distanz vom Strudel der Ereignisse, die man braucht, um die Dinge wieder etwas klarer zu sehen. Um die eigenen Prioritäten in den Vordergrund zu rücken, die eigenen Bedürfnisse, Wünsche und Ziele deutlicher zu formulieren.
Zu den besten Entspannungsmethoden gehören Autogenes Training, Muskelentspannung nach Jacobson und Yoga. Für alle drei gibt es zahlreiche Bücher und Anleitungen, es empfiehlt sich aber sehr, sie unter fachkundiger (!) Anleitung zu erlernen. Dabei gehen die Techniken besser in Fleisch und Blut über, es ist schlicht einfacher und macht daher mehr Freude, als sich alleine mit Anleitungen herumzuschlagen.
Die Beschäftigung mit Entspannungstechniken war lange eine „Domäne“ der Frauen, doch das ändert sich langsam. Immer mehr Männer erkennen deren Nutzen. Es zeigt sich aber, dass die männliche Bereitschaft, sich mit Entspannungstechniken auseinander zu setzen stark steigt, wenn die Partnerin auch mitmacht. Und wenn es um „Ihren“ Magen geht, kann es ebenso gut tun – und das beiden –, wenn „er“ mit in den Kurs geht.

Autogenes Training

Das Autogene Training wurde Anfang des 20. Jahrhunderts vom deutschen Psychiater H.J. Schultz entwickelt, der sich intensiv mit Hypnose beschäftigt hat. In gewissem Sinn kann Autogenes Training auch als eine Art von

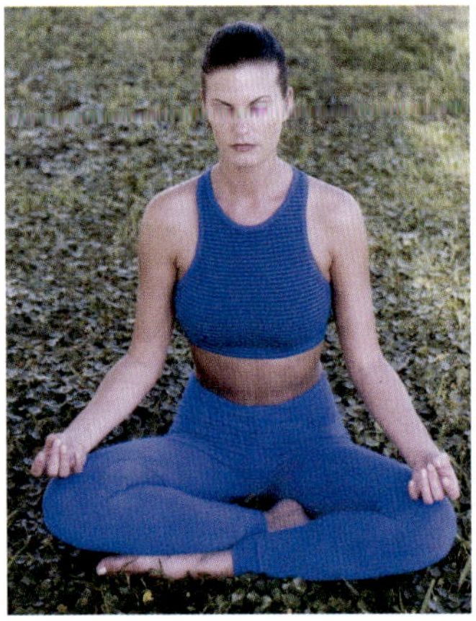

Selbsthypnose gesehen werden. Das Potenzial zur Stressbewältigung und zum besseren Umgang mit Beschwerden ist beträchtlich. Zu den wesentlichen Elementen gehört das Gefühl der Körperschwere und Konzentration. Grundlage sind sechs Übungen, die sich auf Beine und Arme, Atmung, Herz, Sonnengeflecht, Stirne beziehen und von einer Selbstsuggestion (Autosuggestion) gefolgt werden. Autogenes Training kann von jedem erlernt werden. In fortgeschrittenem Stadium eignet es sich auch gut, um unbewusste Konflikte und Gefühle zu bearbeiten und letzten Endes verborgene Anteile der Persönlichkeit zu entdecken und zu entfalten.

Entspannungsübungen schaffen Abstand zum Alltagsstress.

Unter den angeführten drei Entspannungsmethoden nimmt das Autogene Training eine Sonderstellung ein. Es ist die einzige Methode, die den Status einer gesicherten Heilmethode hat und wird von Ärzten mit eigener Ausbildung angeboten. Es gibt aber auch empfehlenswerte Kurse bei Einrichtungen der Erwachsenenbildung oder Gesundheitszentren.

- **Österreich:** Die Österreichische Gesellschaft für Autogenes Training und allgemeine Psychotherapie (ÖGATAP) kann per Post kontaktiert werden (Kaiserstraße 14/13, 1070 Wien), per Telefon (01/523 38 39) oder via Internet über ihre Homepage **www.oegatap.at.**
- **Deutschland:** Die Deutsche Gesellschaft für Ärztliche Hypnose und Autogenes Training (DGAEHAT) ist telefonisch unter der Nummer 02131/46 33 70 erreichbar, per Post unter der Adresse Postfach 1365, 41436 Neuss, bietet aber auch eine Liste ihrer Mitglieder im Internet unter **www.dgaehat.de.**

Progressive Muskelentspannung nach Jacobson

Eine andere Bezeichnung ist „Progressive Muskelrelaxation“ (PMR). Entwickelt wurde diese Methode ebenfalls Anfang des 20. Jahrhunderts und ebenfalls von einem Arzt, dem US-Amerikaner E. Jacobson. Dabei werden einzelne Muskelgruppen und -partien am ganzen Körper der Reihe nach bewusst angespannt und bewusst entspannt. Indem man sich mit diesem grundlegenden Körpervorgang so intensiv befasst, erlebt man Entspannung immer intensiver („progressiv“) und das in einer oft überraschenden Qualität. Die Methode ist relativ rasch zu erlernen und im Alltag auch außer Haus gut einsetzbar.

Yoga

Seinem Ursprung nach ist Yoga zwar Teil eines spirituellen Weges, doch bei den in der westlichen Welt praktizierten Formen stehen häufig Entspannung und Stressabbau im Vordergrund. Daneben hat Yoga noch ein großes Plus: Die Körperübungen erfordern eine gewisse Grundkondition und können so ausgebaut werden, dass sie diese weiter stärken. Außerdem fördern sie die Beweglichkeit und Koordinationsfähigkeit. Die Übungen drehen sich um Atmung, langsame, kontrollierte Bewegung, Koordination und Stillhalten. Allerdings muss man täglich schon ein gewisses Zeitbudget reservieren.

Begleitung in schwierigen Zeiten

Kaum jemand kommt im Leben „ungeschoren" davon. Wie jeder weiß, sind schwere Zeiten und Krisen leichter zu überwinden, wenn einem jemand zur Seite steht. Wer immer das auch ist. Eine Möglichkeit, die heute selbstverständlich ist, besteht darin, sich die Begleitung durch einen in diesen Dingen erfahrenen und ausgebildeten Menschen zu suchen. Die Zusammenarbeit mit einem Psychotherapeuten kann eine sehr gute, effiziente Sache sein.

Nehmen Sie sich Zeit bei der Suche nach „Ihrem" Therapeuten. Die psychotherapeutische Begleitung ist eine sehr persönliche Sache, auch die „Chemie" zwischen Ihnen und Ihrem Therapeuten muss stimmen. Das Erstgespräch sollte nichts kosten. Für seriöse Therapeuten ist das selbstverständlich. Wenn Sie beim ersten Gespräch nicht absolut sicher sind, dass Sie mit diesem Menschen arbeiten wollen, suchen Sie weiter.

Nehmen Sie sich Zeit bei der Suche nach „Ihrem" Therapeuten.

Sprechen Sie darüber auch mit Ihrem Arzt, vielleicht kennt er Therapeuten, die Erfahrung auf diesem oder jenem Gebiet haben. Eine andere Möglichkeit ist die Suche mit Hilfe des Internets. Ein Verzeichnis der österreichischen Therapeuten findet sich zum Beispiel unter **www.psyonline.at.** Hier können Sie nach entsprechenden Experten in Ihrer Nähe suchen. Eine Suchmöglichkeit für Deutschland bietet die Kassenärztliche Bundesvereinigung unter der Internetadresse **www.kbv.de.**

Informationen zu den Themen „Ernährung" und „Psychosomatik", zu klinischen Studien und Selbsthilfegruppen sowie eine Reihe weiterführender Links finden Sie auch auf der Homepage der Österreichischen Gesellschaft für Gastroenterologie und Hepatologie (ÖGGH): **www.oeggh.at**

Abbildungsnachweis

Altana Pharma Deutschland: 6, 62
Georg Slavka: 25
Hagen Schaub: 34, 39
Karin Gruber: 23
Krankenanstalt der Stadt Wien Rudolfstiftung: 46, 47, 48, 59, 67, 82, 86
Lisa Hahsler: 9, 12, 38, 41, 53
PhotoAlto: 1, 16, 36, 42, 50, 56, 60, 66, 69, 72, 75, 77, 79, 80, 88, 96 (rechts), 102, 105
PhotoDisc: 20, 40, 49, 64, 94, 96 (links), 97, 110
Siemens-Pressedienst: 29, 30, 31